Klaus Buckup / Johannes Buckup

Clinical Tests for the Musculoskeletal System
Examinations–Signs–Phenomena
Third Edition

肌骨系统临床检查手册
方法、体征与症状
（第 3 版）

主　编　〔德〕　克劳斯·贝克普
　　　　　　　　约翰尼斯·贝克普

主　审　孙建民

主　译　刘　乐

U0324968

天 津 出 版 传 媒 集 团
天津科技翻译出版有限公司

著作权合同登记号：图字：02-2018-372

图书在版编目(CIP)数据

肌骨系统临床检查手册：方法、体征与症状/(德)
克劳斯·贝克普(Klaus Buckup)，(德)约翰尼斯·贝克
普(Johannes Buckup)主编;刘乐主译.—天津:天
津科技翻译出版有限公司,2023.1
书名原文:Clinical Tests for the
Musculoskeletal System: Examinations–Signs–
Phenomena (3rd Edition)
ISBN 978-7-5433-4216-3

Ⅰ.①肌… Ⅱ.①克… ②约… ③刘… Ⅲ.①肌肉骨
骼系统-医学检验-手册 Ⅳ.①R322.7-62

中国版本图书馆 CIP 数据核字(2022)第 044874 号

授权单位：Georg Thieme Verlag KG
出　　版：天津科技翻译出版有限公司
出 版 人：刘子媛
地　　址：天津市南开区白堤路 244 号
邮政编码：300192
电　　话：(022)87894896
传　　真：(022)87893237
网　　址：www.tsttpc.com
印　　刷：天津新华印务有限公司
发　　行：全国新华书店
版本记录：880mm×1230mm　32 开本　11 印张　320 千字
　　　　　2023 年 1 月第 1 版　2023 年 1 月第 1 次印刷
　　　　　定价：88.00 元

(如发现印装问题,可与出版社调换)

译者名单

主　审

孙建民　山东省立医院脊柱外科

主　译

刘　乐　中国人民解放军联勤保障部队

第九六〇医院(淄博)骨科

译　者

亓恒涛　山东省医学院影像研究所

意志坚　中国人民解放军联勤保障部队

第九六〇医院(淄博)骨科

编者名单

Klaus Buckup, MD †

Johannes Buckup, MD
Division of Trauma and Orthopaedic Surgery
BG Unfallklinik
Frankfurt am Main, Germany

Hans H. Paessler, MD
Professor
Atos Hospital Heidelberg, Germany

中文版序言

近年骨科事业在中国取得了长足发展。随着影像学检查技术，如 DR、超声、CT 和 MRI 等设备的逐渐普及，临床查体的重要性经常被忽略，这对患者极为不利，也不利于骨科医师的职业发展。

查体的目的是通过特定的手法操作对疾病做出恰当甚至结论性的诊断。有经验的骨科医师可以通过查体对疾病或机体功能障碍做出正确的机理分析，通过有目的的检查手段明确诊断，指导治疗。临床检查也可作为评价各种治疗手段效果的客观依据，有时单靠影像学检查是做不到的。

本书详细地介绍了骨骼、肌肉系统查体中常用的检查和特殊体征，并对其原理做出了细致的分析，使读者可以更好地理解。另外，一些不常见的查体试验因简便易行，更容易被医师接受，在书中也有论述。

本书是刘乐博士在繁忙的工作之余翻译而成的，内容忠实于原著，语言简洁流畅。本书有助于骨科医师更精准地确定病变部位，更好地制订治疗计划，从而不断提高诊疗水平。

孙建民

中文版前言

　　肌肉骨骼系统疾病严重危害患者的身心健康。临床检查有利于提高肌肉骨骼系统疾病的诊断准确性，对广大骨科医师意义重大。作为一名骨科医生，不仅需要具备精湛的手术技巧，更应具备缜密的临床思维。临床检查有助于明确诊断、指导治疗、评估疗效，从而避免误诊和漏诊。

　　科技进步为医学发展提供了强大动力，显著提高了骨科疾病的诊断能力。然而，盲目依赖新技术而忽视了骨科基本功的训练，也会带来一系列新的问题。许多失败病例的回顾性分析告诉我们，MRI、CT、PET 等先进成像技术，无法替代详尽的病史询问、细致的体格检查等第一手资料。对于年轻骨科医师，应强调严格、规范的临床查体的重要性，要从临床查体中进一步获取影像学检查不能提供的信息。

　　由克劳斯·贝克普和约翰尼斯·贝克普博士主编的《肌骨系统临床检查手册：方法、体征与症状》一书，详细介绍了骨骼、肌肉和关节系统常见的临床检查及操作方法。本书自问世以来，历经多版，内容全面而充实，同时不断推陈纳新，与时俱进。本书中文版的出版发行，将有助于骨科医师拓宽视野，提高临床诊疗水平。

刘乐

前　言

　　近年来，矫形外科和创伤外科飞速发展。借助设备完成的检查方法越来越多，特别是影像技术（DR、超声、CT 和 MRI），临床检查的重要性经常被忽略，这对患者极为不利。

　　对于影像学表现，经验丰富的骨科医师都知道相关解释比较多，难以明确具体病因。因此，在没有相应的临床发现和体格检查的情况下，很难对真正的功能受损及其意义做出评估。因此，临床查体仍然是及时、准确地做出诊断的重要基础。《肌骨系统临床检查手册》的前两版非常畅销，并被翻译成多国语言出版发行，广受赞誉。

　　虽然如此，任何事物都有改进的余地。如果变得自鸣得意，用不了多久你就会发现别人已经提速并试图超越你。

　　本书所有章节都已更新到最新版本，其中包括新的检查方法和读者对前两版的建议。

　　准确、可靠和可重复是检查者期望的一种诊断性检查所具备的基本标准。影响特定检查准确性的因素包括：检查本身的内在因素（例如，敏感性和特异性）及检查时的临床表现。通过文献回顾，我已评估了大多数检查的临床价值。但为了不使书本过于繁重，书中未对每一检查的可靠性和有效性等细节问题一一列举。关于这些细节问题，请参阅此书后面参考文献。

　　我们鼓励每一位检查者应用其发现的有临床效果的检查。但在任何情况下都不能将某一特殊检查孤立应用，而应将其视为整个检查的一部分。此版增加了一些读者反馈的新的检查，这表明这些检查广受欢迎。

　　每个检查的有效性除了通过基于证据的同行评议的文章来评价，有时还通过附加评论和参考其他或类似的检查来评价。这将帮助读者理解一种检查的发展和解剖学背景。

2010 年,我的父亲,Klaus Buckup,这本书的原创作者不幸逝世。对于他的信任、关爱和支持,我永世难忘。

非常感谢 Hans Paessler 博士的鼎力支持和帮助,感谢 Alan Wiser 博士的精彩翻译,感谢 Thieme 出版社,特别是 Gabriele Kuhn-Giovannini 女士、Angelika-M. Findgott 女士、Jo Stead 女士和 Martin Teichmann 先生的完美合作。

约翰尼斯·贝克普

谨以此书纪念我的父亲！

目 录

基本原则

1.必须进行系统的检查。

2.当患者进入诊室时,对患者的步态、姿势等进行评估。

3.以轻松的口吻问:"为什么来看病?"

4.四个重要问题

■ 疼痛怎么开始的及疼痛的表现形式?

  (自发性、创伤后、逐渐加重、灼烧感、持续性等)。

■ 疼痛位置?

  (局限性、放射样→椎间盘脱出、来源于关节或肌肉等)。

■ 疼痛出现的时间?

  (早晨、晚间→如:肩部钙沉积、傍晚)。

■ 疼痛时你在做什么?

  (负重后、休息或做特定动作等)。

5.向患者解释将要进行何种检查、为何要进行检查及如何进行检查,从而得到患者的信任。尽量避免引发患者疼痛。患者将对此心存感激。

6.查体

不要触摸患者——首先观察患者。(William Osler)

■ 姿势

  –肩部外形。

  –骨盆位置。

  –下肢长度不等。

  –步态(正常、个人习惯、病理性)。

  –跛行(疼痛、肢体缩短或畸形、内八字或外八字步态)。

■ 畸形(轴向力线异常、下肢或脊柱挛缩畸形)。

■ 轮廓(肿胀、皱褶、萎缩范围)。

■ 皮肤(色素沉着、胼胝)。

■ 其他异常。

7.触诊

- 压痛点。
- 皮肤(温度、出汗)。
- 肿胀范围。
- 渗出(关节内或关节外)。
- 凸起(硬、固定、有弹性)。
- 捻发音(髌骨后→关节炎症状)。

8.关节检查

- 首先检查健侧。这样可以对个体关节活动度有初始印象。知道如何检查后可以获得患者信任。
- 首先检查主动活动范围(ROM),然后检查被动 ROM,最后检查应力下 ROM(中立位 0°法记录)。
- 检查关节应力下 ROM 时,应从关节中立位或身体放松的姿势开始。
- 多次检查 ROM 以更好鉴别疼痛来源。
- 检查每一 ROM 并记录何时、何种动作引起疼痛。例如,肩关节外展 60°~120°时,出现疼痛提示肩峰下撞击。
- 检查被动(解剖)ROM 时,通常较主动 ROM 大。左右双侧对比:活动度减少/增加,稳定/不稳定。
- 评估活动的"终末感"。
  - 骨性→骨赘形成导致活动受限,例如,肘关节 ROM 或颈椎旋转功能。
  - 有弹性→滑膜、水肿。
  - 关节囊(如冻结肩)。
  - 痉挛(外伤后反射性痉挛)。
  - 有弹性(如半月板绞锁)。
- 检查感觉、运动功能,单突触或多突触反射及周围血管搏动。
- 通过主动 ROM、被动 ROM 检查肌力发展情况以评估神经功能的缺陷。通过以下肌肉状态评估量化肢体每一自主肌的力量。

肌力评定分级

分级	强度	相当于正常肌力的百分比(%)	临床神经学表现
5	正常	100	能抗重力和充分阻力运动
4	好	75	能抗重力和一定阻力运动
3	弱	50	可抗重力做全关节运动,但不能抗阻力
2	非常弱	25	去除重力状态下可做全关节运动
1	可忽略不计	10	有肌肉收缩,但不能引起关节运动
0	无	0	完全瘫痪,无肌肉收缩

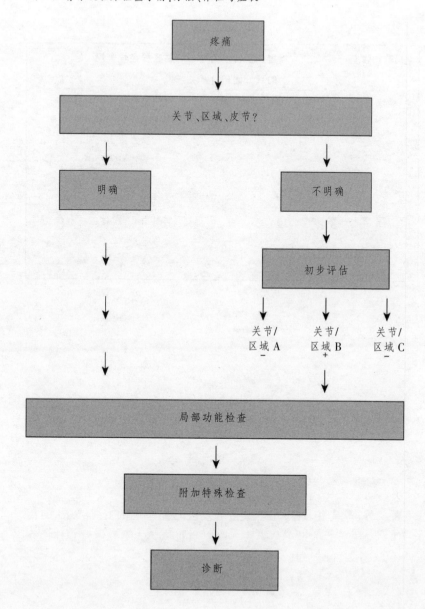

第 **1** 章　脊柱

　　导致背痛的因素众多,使得其鉴别诊断非常困难,因此必须深思熟虑。所谓的"颈椎综合征"或"腰椎综合征"的定义是含糊不清的,它既不能确定位置,也不能确定疾病性质。

　　收集完病史后,需要对脊柱进行系统的物理检查。这需要对脊柱发生的变化进行恰当的评估,这些变化可能会对肢体和肌肉造成影响。检查首先从视诊开始,注意身体的整体姿势、肩部和骨盆的位置(肩部是否水平、肩胛骨是否对称、髂嵴是否水平、从侧面看骨盆是否倾斜)、脊柱垂线(是否存在偏移)、侧面评估背部外形(后凸或前凸畸形、生理性前后凸消失)。触诊可发现肌肉张力的改变,例如,肌肉挛缩、硬结和疼痛范围。然后评估脊柱整体的主、被动活动和特定节段的活动度。

　　对于存在脊柱综合征的患者,第一步是确定病变位置和性质。组织破坏、炎症和严重的退行性变通常具有典型的临床特征,并与影像学、实验室检查一致。当需要进一步的诊断性研究来明确或排除不确定的诊断时,可借助其他辅助检查手段,如补充平片检查,根据需要解决的问题选择辅助性影像学检查手段。例如,CT 对骨和软组织有较高的分辨率,相较于 MRI 更适合发现骨骼系统的变化,MRI 的优势是具有较高的软组织分辨率。肌肉和肌腱功能障碍使得脊柱疾病的临床评估更为困难。

　　单独通过影像学和实验室检查几乎不能对脊柱疾病提供最终诊断。这使得注重功能评估的人工诊断特别重要。检查者需要评估皮肤变化[痛觉过敏和椎旁皮肤皱褶(Kibler 皱褶)的特点]、疼痛性肌肉痉挛、疼痛限制伴关节失能、功能受损伴轻微活动痛及放射痛。检查需要整体评估脊柱的各个部分(颈椎、胸椎和腰椎),再分别评估每一节段。

因为相邻的脊椎间通过许多韧带相连,每个椎间关节间活动度有限。然而,各个椎间关节活动的总和会使得脊柱和躯干整体活动度明显增加。个体间活动度差异明显(图 1.1)。主要活动包括矢状位前屈和后伸、冠状位侧屈、沿长轴旋转。颈椎活动范围最大。颈椎是脊柱活动范围最大的部分,也是最容易患病的部位。

约 50%的颈椎屈曲发生在枕骨和第 1 颈椎。其余 50%的屈曲平均分布于其他颈椎,特别是第 5 颈椎和第 6 颈椎。

约 50%的颈椎旋转发生在第 1 颈椎(寰椎)和第 2 颈椎(枢椎)。其余的 50%旋转平均分布于其他 5 个椎体。

胸椎的侧屈和旋转主要发生在下胸椎和胸腰段。腰椎矢状位走行的关节突关节主要允许屈、伸(前屈和后伸)和侧方弯曲。这一部位的旋转能力没能很好地发育。

神经学查体(图 1.2)可排除感觉缺失和下肢麻痹。除了诱发本体反射外,还包括神经牵拉征。

检查脊柱时,医生必须考虑到"背痛"的原因实际上是由其他部位病变造成的牵涉痛。

颈椎活动范围
(中立位 0°法)

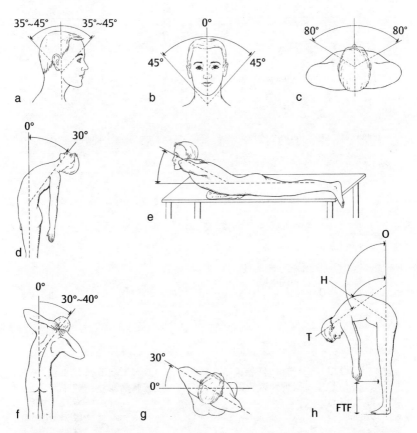

图 1.1 (a)前后屈曲(屈、伸)。(b)侧屈。(c)中立位旋转 80°/0°/80°,屈曲位旋转 45°/0°/45°,后伸位旋转 60°/0°/60°。(d,e)脊柱后伸:站立位(d)和俯卧位(e)。(f)脊柱侧屈。(g)躯干旋转。(h)全脊柱前屈:H,屈髋;T,全程,FTF,指尖到地面的距离。

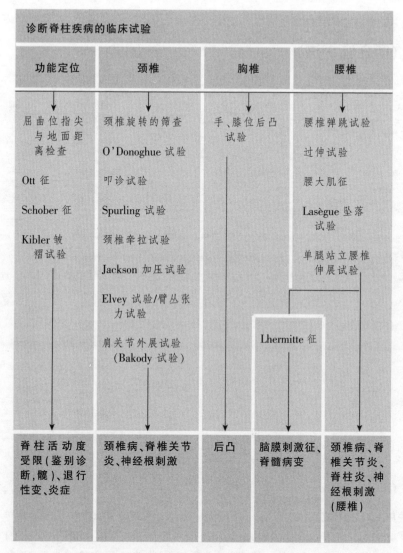

图 1.2　诊断脊柱疾病的临床试验。(待续)

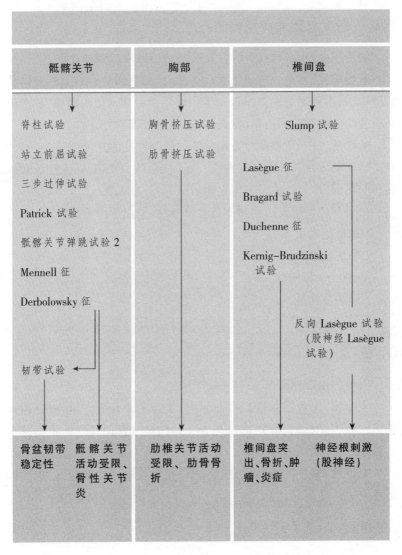

图 1.2(续)

屈曲位指尖与地面距离检查

测量屈曲位全脊柱活动度(指尖与地面距离按厘米计算)。

▶ **步骤**:患者站立位或坐于检查床上。膝关节完全伸直做身体前屈动作,双手到足的距离接近相等。测量指尖到地面的距离,或者记录患者指尖能够达到的距离(到膝、胫骨中段等,图 1.1h)。

▶ **评估**:这一活动度检查用于评估髋和脊柱的复合动度。良好的髋关节活动度可以代偿脊柱僵硬。除了测量这一距离,还应注意脊柱侧面的轮廓(均匀的后凸或固定性后凸)。

指尖与地面距离过大并不具有特异性,受以下因素影响:

1.腰椎活动度。

2.腘绳肌缩短。

3.Lasègue 征阳性。

4.髋关节功能。

临床上,指尖与地面距离可用于评价治疗的效果。

Ott 征(图 1.3)

测量胸椎活动范围。

▶ **步骤**:患者站立位。检查者在 C7 棘突及其下方 30cm 处做体表标记点。屈曲时,此距离增加 2~4cm;后伸(背伸)时,此距离减少 1~2cm。

▶ **评估**:脊柱的退行性变、炎性病变限制脊柱活动能力,进而限制棘突的活动范围。

Schober 征(图 1.3)

测量腰椎的活动范围。

▶ **步骤**:患者站立位。检查者在 S1 棘突体表及其上方 10cm 处做皮肤标记点。脊柱屈曲时,此距离可拉长至 15cm;脊柱最大后伸时,此距离缩短至 7~9cm。

▶**评估**:脊柱的退行性炎性病变限制脊柱的活动能力,进而限制棘突的活动范围。

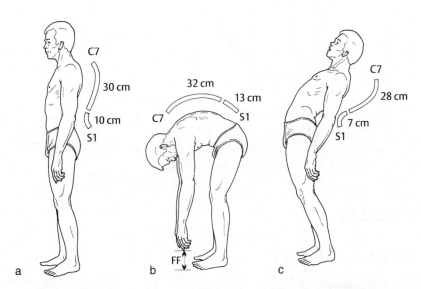

图 1.3　Ott 和 Schober 征(指尖与地面距离测试)。(a)直立位。(b)屈曲位。(c)后伸位。

皮肤滚动试验(Kibler 皱褶)(图 1.4)

背部非特异性检查。

▶**步骤**:患者俯卧位,双上肢自然置于体侧。检查者用拇指和示指捏起一皮肤皱褶,然后沿脊柱或肢体方向垂直皮肤"滚动"。

▶**评估**:这一检查方法用于评估局部皮肤是否容易捏起、皮肤皱褶的平滑性(有弹性或水肿)及任何情况导致的皮肤活动能力降低。触诊可以检查局部浅层和深层肌肉组织张力及自主神经功能障碍(局部发热或多汗)。皮肤痛觉减退的区域,皮肤僵硬,不容易捏起,滚动困难。患者主诉疼痛、局部痛觉迟钝、肌肉紧张或自主神经功能障碍提示脊柱关节突关节或肋间关节异常。

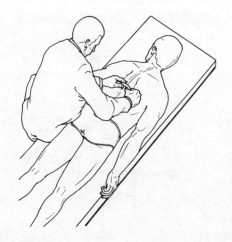

图 1.4　皮肤滚动试验(Kibler 皱褶试验)。

胸部试验

胸骨挤压试验(图 1.5)

提示肋骨骨折。

▶ **步骤**:患者仰卧位。检查者双手对胸骨施加压力。

▶ **评估**:肋骨骨折导致胸廓局限性疼痛。

胸骨或椎体周围疼痛提示肋骨或脊柱活动度受限。

肋骨挤压试验(图 1.6)

提示肋椎关节、胸肋关节活动度受损或肋骨骨折。

▶ **步骤**:患者坐位。检查者站于或蹲于患者背后,双臂环抱患者胸部,矢状位和水平位挤压胸廓。

▶ **评估**:挤压胸廓可增加胸肋关节、肋横突关节和肋椎关节活动度。其中任一关节活动受限或存在刺激时,这一检查可诱发典型的局部疼痛。

肋骨体部疼痛和肋间疼痛提示肋骨骨折或肋间神经痛。

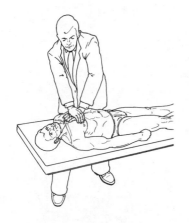

图 1.5 胸骨挤压试验。

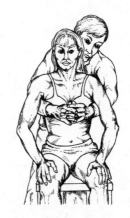

图 1.6 肋骨挤压试验。

胸廓周径检查(图 1.7)

测量最大吸气时和最大呼气时胸廓周径。

▶**步骤**:患者站立位或坐位,双手自然下垂。测量最大吸气末和最大呼气末胸廓周径。女性测量位置位于乳房凸起上方,男性位于乳头正下方。

最大呼气末和吸气末胸廓周径正常差为 3.5~6cm。

▶**评估**:强直性脊柱炎限制深呼吸,这种对呼气和吸气的影响往往是无痛的。呼吸受限伴有疼痛见于肋骨或脊柱功能障碍(活动受限)、胸膜的炎性或肿瘤相关病变、心包炎。支气管哮喘和肺气肿伴无痛性呼气功能障碍。

Schepelmann 试验(图 1.8)

用于胸痛的鉴别诊断。

▶**步骤**:患者坐位,身体向一侧弯曲,然后向另一侧弯曲。

▶**评估**:凹侧疼痛提示肋间神经痛,凸侧疼痛提示胸膜炎,肋骨骨折时任何动作均引起疼痛。

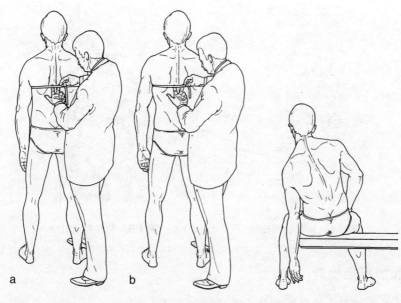

图 1.7   胸围测量。(a)最大呼吸末。(b)最大吸气末。   图 1.8   Schepelmann 试验。

颈椎检查(图 1.9 和图 1.10)

　　椎间盘和椎间关节的退行性变(颈椎病、脊椎关节炎、钩椎关节炎)与颈椎疾病临床表现有很大关系。这些变化可机械刺激或压迫邻近神经、血管结构,导致颈源性头痛和颈椎神经根性症状。颈椎慢性退行性变也可影响椎动脉,这种情况下旋转头部可引起椎动脉压迫。眩晕、恶心、视觉障碍、昏厥和眼球震颤是同侧椎动脉狭窄或压迫的典型症状(Barré-Liéou 征)。Barré-Liéou 征阳性患者不适合做颈椎检查的操作。

颈椎旋转度检查(图 1.11)

　　颈椎活动范围是头部与第 1 颈椎的活动范围, 以及颈椎潜在关节突关节间的活动范围总和。颈椎活动范围受许多因素影响,包括椎间盘的屈曲能力、关节突关节位置、韧带和关节囊的松弛程度。除了

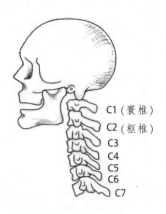

图 1.9　头部和颈椎侧面观。

C1（寰椎）
C2（枢椎）
C3
C4
C5
C6
C7

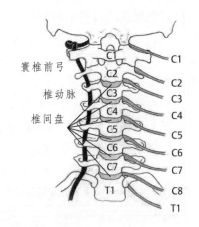

寰椎前弓
椎动脉
椎间盘

C1
C2
C3
C4
C5
C6
C7
T1

C1
C2
C3
C4
C5
C6
C7
C8
T1

图 1.10　颈椎正面观：神经根出椎管和椎动脉的走行。

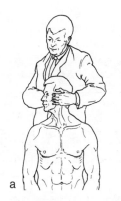

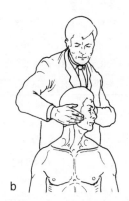

a　　　　　　　　b

图 1.11　颈椎旋转度检查。(a)右侧最大旋转度。(b)左侧最大旋转度。

屈曲位,女性较男性颈椎活动范围大。颈椎活动范围随年龄增加而减小。然而,与颈椎的其他节段相反,C1/C2 间活动范围随年龄增加而增大。仰卧位时,颈椎被动活动范围较直立位时颈椎主动和被动活动范围大。原因是坐位时头部的重量增加,导致肌肉张力增加。正因如此,在做被动加压活动范围检查时,需同时进行主动活动范围检查。

如果活动范围的被动加压检查正常并且无痛，检查者可进行末期伸展、前屈、侧屈和旋转检查。运动方向有助于检查者评估颈椎前、后及侧方肌肉、韧带结构以及椎动脉的情况(表1.1)。活动范围末期加压试验可诱发一系列症状:

- 神经根刺激(根性症状)。
- 关节突关节刺激(局部疼痛)。
- 椎动脉受累(眩晕、恶心)。

表 1.1 颈椎神经根刺激的临床定位

前屈 C1~C2(颈丛)
侧曲 C1~C4(颈丛)
抬肩 C5~C7(胸长神经)
肩关节外展 C4~C6(腋神经)
屈肘和(或)伸腕 C5~C6(肌皮神经、桡神经)
伸肘和(或)屈腕 C7~C8(桡神经)
伸拇和(或)尺偏 C6~C8(桡神经、尺神经深支)
手/腕内在肌的外展及内收 C8~T1(尺神经、尺神经深支)

▶**步骤**:患者直立坐位。检查者双手环绕于患者颅顶处,患者颈部稍微后伸,自中立位被动向一侧旋转头部,然后自中立位向对侧旋转。

▶**评估**:比较双侧活动范围。检查者同时应注意旋转活动终末期的情况,正常情况下有弹性,功能受损时比较僵硬。

疼痛导致活动受限提示节段性功能障碍(关节炎、阻滞、炎症、肌肉缩短)。终末期僵硬和疼痛提示退行性变,特别是中段颈椎(颈椎病、脊椎关节炎、钩椎关节炎)。

旋转的终点相对柔和提示长伸肌或颈长肌缩短。

最大后伸位头部旋转试验(图1.12)

检查下颈椎功能。

▶步骤:患者坐位。检查者双手分别置于头枕部和下颌处,被动后伸患者颈部(头部向后倾斜),然后向两侧旋转头部。此检查包含轻度的颈椎侧屈动作。

▶评估:最大后伸时寰枕关节被锁定,旋转活动主要发生在下颈椎和颈胸交界处。疼痛引起的活动受限是节段性功能障碍的表现。最常见的原因是颈椎中下段的退行性变(颈椎病、脊椎关节炎、钩椎关节炎)。眩晕提示椎动脉供血不足。

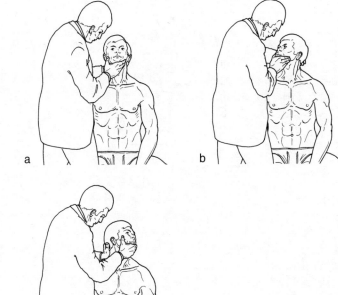

图1.12　最大后伸位头部旋转试验。(a)后倾。(b)右旋。(c)左旋。

最大前屈位头部旋转试验(图 1.13)

检查上颈椎功能。

▶步骤:患者坐位。检查者双手分别置于头枕部和下颌处,被动前屈患者颈部(头部向前倾斜),然后向两侧旋转头部。此检查包含轻度的颈椎侧屈动作。

▶评估:最大前屈时,C2 以下节段运动被锁定,旋转活动主要发生在寰枕关节和寰枢关节处。疼痛引起的活动受限是节段性功能障碍的表现。最常见的原因是退行性变、不稳和炎性改变。出现任何自主神经症状(例如,眩晕)都需要行进一步检查。

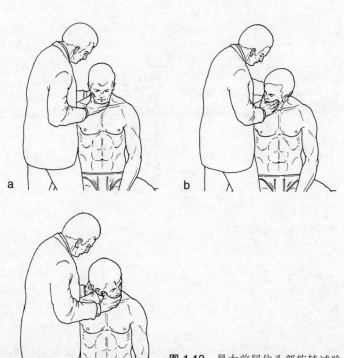

图 1.13 最大前屈位头部旋转试验。(a)前倾。(b)右旋。(c)左旋。

颈椎节段功能试验(图 1.14)

▶ **步骤和评估**:颈椎节段功能的直接诊断性试验。检查者位于患者体侧。检查者一只手环绕患者头部使肘关节位于患者面前。手掌尺侧及小指置于检查节段上方椎弓处。通过另一只手手指评估脊柱节段的活动度。通过轻度牵引可以评估颈椎后方和侧方的活动度。此项试验也可用于评估颈椎节段的旋转活动。

如果行颈胸交界处节段屈伸功能诊断性试验，检查者一手固定患者头部，另一只手手指置于相邻的 3 个棘突上。通过被动屈曲和后伸患者颈部，检查者可以通过棘突移动距离评估颈椎各节段的活动范围。

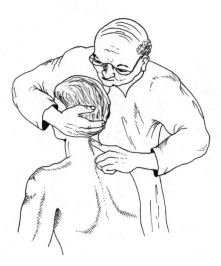

图 1.14 颈椎节段功能试验。

Soto-Hall 试验(图 1.15)

颈椎功能的非特异性试验。

▶ **步骤**:患者仰卧位,首先主动抬头使下颌尽量靠近胸骨,然后检查者将患者头部被动向前方倾斜,一只手在胸骨上轻度施加压力。

▶**评估**:被动屈颈时出现颈项部疼痛提示颈椎骨性或韧带方面的异常。患者主动抬头时出现的牵拉性疼痛提示颈椎后方肌肉组织缩短。

叩诊试验(图 1.16)

▶**步骤**:患者颈部轻度前屈,检查者叩击所能暴露的所有棘突。

▶**评估**:局限的非放射性疼痛提示骨折、肌肉或韧带功能受损。放射性疼痛提示椎间盘病变导致的神经根刺激。

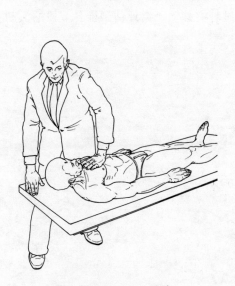

图 1.15　Soto-Hall 试验。

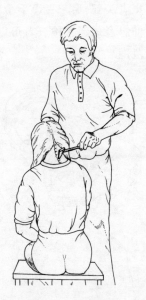

图 1.16　叩诊试验。

O'Donoghue 试验(图 1.17)

区别韧带性或肌肉性颈后疼痛。

▶**步骤**:患者坐位,分别向两侧依次倾斜头部,对抗检查者施加于同侧颧骨和颞骨处的阻力。

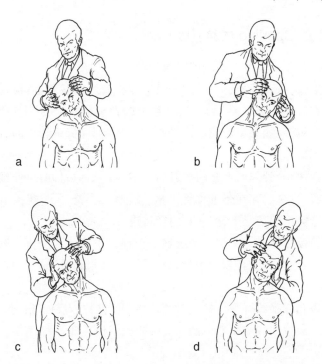

图 1.17　O'Donoghue 试验。(a,b)被动活动。(c,d)主动活动。

▶**评估**:主动活动中的双侧椎旁肌等距离拉伸情况下的疼痛提示肌肉功能障碍。被动侧方弯曲引起的疼痛需要考虑韧带或关节功能受损,可能由退行性疾病所致。

Valsalva 试验(图 1.18)

▶**步骤**:患者坐位,将拇指放入口中,用力做将拇指呼出的动作。

▶**评估**:这种用力呼出的动作会增加椎管内压力,可以显示椎管内占位性病变,例如,椎间盘脱出、肿瘤、骨赘导致的椎管狭窄及软组织肿胀。由此引起的根性症状完全局限在神经支配区域。进行此项试验时应高度警惕,在试验过程中或试验之后患者都有可能因暂时性脑供血障碍而出现晕厥。

压头试验(Spurling 试验)(图 1.19)

评估关节突关节疼痛或神经根刺激。

▶ **步骤**:患者端坐,头前屈并侧偏,先检查无症状侧,后检查症状侧。检查者站于患者身后,一只手置于患者头顶,另一只手轻叩(按压)头部手背。如果患者能够耐受初始的试验,可将患者头部后仰并继续上述动作。

▶ **评估**:自颈部向上肢的放射痛为阳性。颈部后仰时可使椎间孔缩窄 20%~30%。存在颈椎椎管狭窄、颈椎病、骨赘、关节突关节增生或椎间盘突出的情况下,椎间孔内径将进一步减小。

单纯颈部疼痛,无肩部或上肢放射痛,不能认为是压头试验阳性。上肢特定皮肤支配区放射性疼痛提示神经根刺激。这一动作可使原有的疼痛加重。

肌痛和挥鞭综合征可造成对侧疼痛。这被称为反向 Spurling 征,提示由肌肉拉伤或缩短造成的功能障碍侧肌肉疼痛。

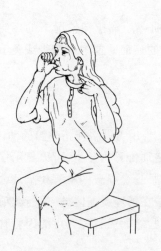

图 1.18　Valsalva 试验。

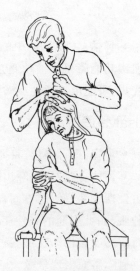

图 1.19　Spurling 试验。

▶**注意**:凹侧疼痛提示神经根刺激或关节突关节病变(Spurling 征)。凸侧疼痛提示肌肉拉伤(反向 Spurling 征)。

Spurling 试验属于侵袭性加压试验,患者必须为检查的每一步做好准备。怀疑有颈椎骨折、脱位或不稳时,不能进行此试验。

颈椎牵拉试验(图 1.20)

帮助判断颈后、肩部及上肢疼痛是否来源于神经根、肌肉或韧带。

▶**步骤**:患者坐位。检查者双手把持患者下颌及头后部,施加轴向牵引。

▶**评估**:颈椎轴向牵拉降低了受累节段椎间盘和出口神经根的负荷,同时使关节突关节发生滑移。在牵引、甚至旋转情况下,根性症状的缓解提示该症状为椎间盘刺激神经根所致。牵拉和旋转时疼痛加重提示颈椎功能损害来源于肌肉、韧带或关节,可能是颈椎退行性变的过程。

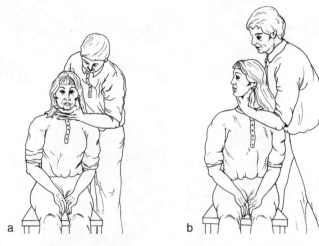

图 1.20　颈椎牵拉试验。(a)中立位。(b)旋转位。

Elvey 试验(上肢张力试验)(图 1.21)

通过改变肩关节、肘关节和腕关节的位置来牵拉支配上肢的神经根,从而产生临床刺激症状。

▶**步骤**:患者仰卧,操作的整个过程中检查者一只手将患者肩关节固定于近端前方,另一只手引导患者上肢至特定位置。Elvey 试验相当于腰椎的 Lasègue 试验。按照 Elvey 的描述,此试验分为四步。

▶**试验 1**:将患者肩关节置于 110°外展位,同时肘关节后伸、前臂旋后、腕关节背伸,同时伸指、伸拇。侧重神经为正中神经、骨间前

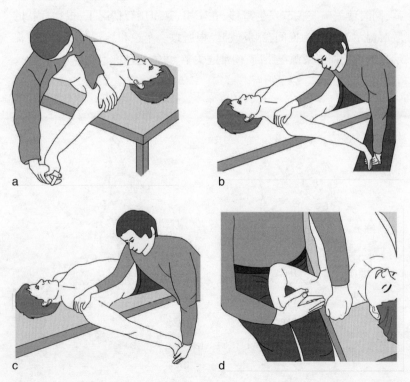

图 1.21　Elvey 试验(上肢张力试验)。(a)试验 1。(b)试验 2。(c)试验 3。(d)试验 4。

神经,C5/C6/C7。

▶**试验 2**:将患者肩关节置于 10°外展位,同时肘关节后伸、前臂旋后,伸腕、伸指、伸拇。在此位置肩关节外旋。侧重神经为正中神经、肌皮神经和腋神经。

▶**试验 3**:起始位置为肩关节 10°外展,伸肘、前臂旋前、尺偏屈腕、屈指、屈拇。检查者内旋上肢。侧重神经为桡神经。

▶**试验 4**:检查者将肩关节自 10°向 90°外展,向耳部引导患肢,尽量屈曲肘关节并使前臂旋后。腕关节背伸并桡偏,伸拇、伸指。肩关节外旋。侧重神经为尺神经、C8/T1 神经根。

▶**评估**:此试验造成椎间孔的狭窄。此动作进一步加重原有神经根症状。颈部局限性疼痛不伴有根性症状提示关节突激惹。颈椎凸侧疼痛症状提示肌肉功能障碍(例如,胸锁乳突肌)。

▶**注意**: 此试验不仅可提示疼痛原因而且可用于显示治疗效果(例如,手法治疗)。

臂丛张力试验(图 1.22)

Elvey 试验的改良,通过压迫臂丛神经评估运动和感觉功能受累情况。

▶**步骤**:患者坐位,外展、外旋双上肢直至出现疼痛或感觉异常症状。下垂双上肢至症状消失。检查者立于患者身后,固定患者上肢于上述位置。嘱患者自此位置缓慢屈肘,双手重叠置于头后。

▶**评估**:屈肘时可以复制症状为阳性。起始动作用于测试尺神经及 C8/T1 神经根。随着屈曲角度增加(头部前屈),疼痛症状加重。

▶**注意**:作为这一试验的变异,患者上肢外展至肩关节呈 90°位,同时最大限度屈曲肘关节,然后伸直肘关节。如果这一动作产生神经根症状,试验为阳性。怀疑臂丛神经病变(Bikele 征)。

压肩试验(图 1.23)

▶**步骤**:患者坐位,检查者将患者颈部向一侧屈曲,同时向对侧

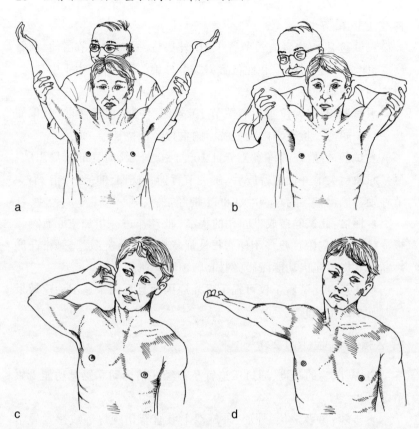

图 1.22　臂丛张力试验。(a)外展外旋。(b)屈肘并将双手置于头后方。(c)Bikele 征：上肢外展 90°肘关节完全屈曲。(d)Bikele 征：伸直肘关节。

肩部施加向下的压力。双侧同时检查。

▶**评估**：诱发根性症状为神经根、硬膜囊粘连的表现。疼痛加重时，考虑存在神经根压迫、骨赘引起的椎间孔狭窄、硬膜鞘病变或同侧关节囊挛缩。受牵拉肌肉组织的局限性疼痛提示同侧胸锁乳突肌和斜方肌肌张力增加。未受到牵拉侧疼痛减轻提示肌肉拉伤或肌肉组织缩短造成功能损害。

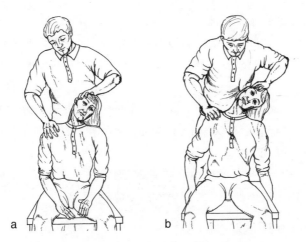

图 1.23 压肩试验。(a)侧屈。(b)强迫侧屈。

肩关节外展(Bakody)试验(图 1.24)

怀疑 C4 或 C5 神经根刺激时,采用此试验。

▶ **步骤**:患者坐位或仰卧位,主动或被动地外展肩关节、屈曲肘

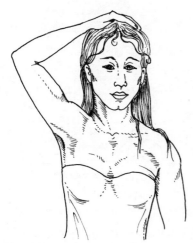

图 1.24 肩关节外展(Bakody)试验。

关节,将手掌置于头顶部。

▶ **评估**:神经根刺激症状改善或缓解为阳性。可以通过临床查体确定具体受累神经根(神经皮肤支配区)。C4~C6 神经根主要采取此试验。

此试验又称 Bakody 征。肩关节外展减轻神经根张力。如果试验过程中神经根刺激症状加重,必须怀疑胸廓出口综合征(存在斜角肌变异或颈肋的变化)。

对于存在中、重度根性症状患者,通常没必要采用 Bakody 征阳性姿势,因为这也是一个缓解疼痛的姿势。

Jackson 加压试验(图 1.25)

▶ **步骤**:患者坐位。检查者站于患者身后,手置于患者头顶,向两侧被动倾斜头部。在最大侧屈位,检查者向下按压头部使颈椎产生轴向压力,并将患者的头轻微向患侧旋转。

▶ **评估**:轴向负荷增加椎间盘、出口神经根和关节突关节的压力。

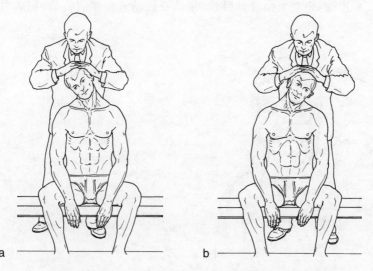

图 1.25 Jackson 加压试验。(a)右侧屈颈。(b)左侧屈颈。

椎间孔的压力作用于小关节可引起远端的疼痛，但不能明确支配节段。作用于神经根的压力刺激可产生根性症状。局限性疼痛为对侧肌肉组织牵拉所致。

椎间孔加压试验(图 1.26)

▶ **步骤**：颈椎中立位(0°)轴向加压。

▶ **评估**：椎间盘、出口神经根、关节突和(或)椎间孔加压可加重根性、明确的节段性症状。不明确节段的广泛性症状通常被认为是韧带或关节功能受损的表现(关节突关节病变)。

屈曲加压试验(图 1.27)

▶ **步骤**：患者坐位，检查者站于患者身后，被动屈曲患者颈部(头向前倾斜)，自头顶施加轴向压力。

▶ **评估**：这是一种很好的检查椎间盘完整性的方法。此手法向后方挤压向后外侧突出的椎间盘，导致神经压迫加重。加重的根性症状表明存在椎间盘后外侧突出。

通常情况下，头部前倾减轻了后方关节突的负荷，可减轻退行性变造成的疼痛。疼痛加重提示存在后纵韧带损伤。

后伸加压试验(图 1.28)

▶ **步骤**：患者坐位，颈部后伸 30°，检查者站于患者身后，自头顶施加轴向压力。

▶ **评估**：此法可评估椎间盘的完整性。纤维环完整的椎间盘向后外侧突出时，压力的前向转移可减轻症状。疼痛加重但不伴有根性症状提示患者存在激惹症状(因关节退行性变导致关节突关节活动度降低而造成的)。

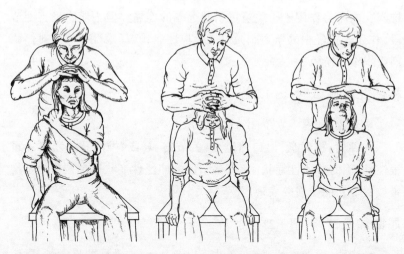

图 1.26 椎间孔加压　　**图 1.27** 屈曲加压试验。　　**图 1.28** 后伸加压试验。
试验。

Lhermitte 征(图 1.29)

此试验用于区分脊髓病变和周围神经根病变。

▶**步骤**:患者下肢伸展坐于检查床上。检查者一手握患者足部,另一手置于患者头后部。检查者在使患者伸直的下肢髋关节屈曲的同时增加颈椎屈曲。

▶**评估**:出现上肢或下肢放射痛时为阳性,提示脊髓的硬脊膜、脊膜刺激(神经根刺激)或可能存在颈椎病。

如果患者主动将头部向胸前屈曲,则称为 Soto-Hall 试验。最大屈曲时,颈椎会对脊髓产生强大的张力。

▶**注意**:Lhermitte 征阳性提示存在颈椎椎管狭窄。患者描述为突然、广泛的上肢或躯干电击感,特别是在头部前倾时。

明显的椎间盘损伤退行性变造成的颈椎病和椎间关节炎通常导致骨性椎管的狭窄。其症状往往隐匿。早期表现为手部感觉异常、步态异常、手部动作笨拙(精细活动、写字和抓握功能受限)。

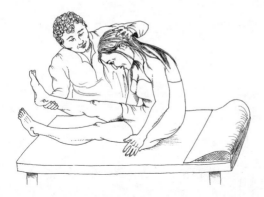

图 1.29　Lhermitte 征。

进一步发展可出现痉挛、腱反射亢进和锥体束征。

鉴别诊断方面,必须牢记以下几点:

- 臂丛损伤。
- 神经根刺激症状。
- 多发性硬化。
- 脊柱肿瘤。
- 肌萎缩侧索硬化症。

胸椎检查

胸椎节段的疼痛可以源于胸椎,但也有可能来源于胸腔(例如,黏性穿孔)。退行性变、炎症、肿瘤和创伤性病变均能引起的胸椎症状,而且往往合并神经系统受累。椎间盘突出引起的根性症状相对少见。胸椎椎管狭窄可导致双侧感觉障碍,甚至严重的运动功能障碍,例如,轻瘫或痉挛性瘫痪。

Adams 前屈试验(图 1.30)

评估结构性或功能性侧凸。

▶ **步骤**:患者站位或坐位。检查者站于患者身后,嘱患者向前屈体。

▶ **评估**:用于可察觉的不明原因的脊柱侧凸检查,或用于遗传性

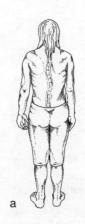
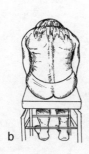

a b

图 1.30 Adams 前屈试验。(a) 站立位。(b)前屈。

脊柱侧凸的筛查。功能性侧弯患者前屈时侧弯改善;患者前屈时,肋骨突出及腰椎弯曲度与站立位时比较无变化, 则为真性脊柱侧凸伴结构性改变。

手、膝位后凸试验(图 1.31)

- ▶步骤:患者双膝、双手着地,尽量向前伸展上肢。
- ▶评估:这一姿势可改善柔性后凸,但固定畸形时无改善。

屈伸位胸椎节段性功能检查(图 1.32)

- ▶步骤:患者坐位,双手相扣于头后,双肘关节并拢。检查者一只手在患者前方固定其上肢,空出另一只手进行检查。
- ▶评估:被动屈伸、侧弯和旋转每一个运动节段,检查者可触及节段性功能损害。此法也可用于腰椎节段功能的检查。

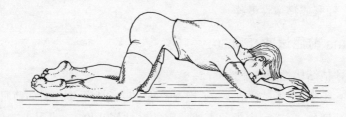

图 1.31 手、膝位后凸试验。

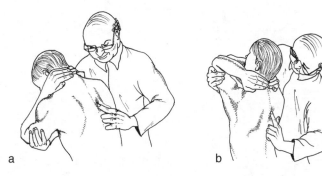

图 1.32 屈伸位胸椎节段性功能检查。(a)屈曲位。(b)伸展位。

腰椎试验

　　腰椎功能障碍伴神经功能障碍通常是由椎间盘组织的退行性变合并关节突关节、椎体上下终板的反应性变化所致。少数情况下，直接或间接脊髓创伤也可导致后背疼痛。

　　特别是椎间盘突出或膨出导致脊神经刺激。主要影响最下方的两个椎间盘：L4/L5 节段影响 L5 神经根，少数情况下影响 L4 神经根；L5/S1 节段影响 S1 神经根。腰椎和骨盆区域的骨性标志见图 1.33。

　　随着年龄增长，进行性退行性变导致椎管狭窄、骨-韧带性狭窄，引起临床上的背痛及下肢负重相关的(跛行)症状。

　　一般情况下，患者主诉有长期慢性逐渐加重的不典型背痛，与负重相关，放射至下肢并且引起非特异性症状，例如，无力、感觉沉重。随着病情的进展，会出现神经功能的缺失，包括感觉减退和麻痹症状。如果病情继续发展，可出现休息状态下的马尾神经综合征。患者行走距离进一步受限。通过俯身姿势减轻脊柱过度前凸，骑自行车或扶购物车可改善临床症状。与动脉阻塞性疾病相反，简单的站立不能改善临床症状。行走一段距离后患者被迫坐下以改善症状。患者可长距离骑行。当然，必须通过评估周围血管搏动以鉴别神经源性和血管源性跛行。如果是血管源性跛行，患者不能从事不限距离的骑行。行走一段距离后，患者不必坐下，只是简单站立后即可继续行走("浏览橱窗"病)。

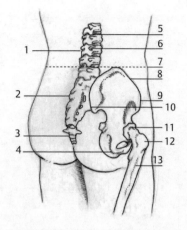

图 1.33 腰椎和骨盆区域的骨性标志。

1.棘突。	L4/L5 椎间盘
2.骶骨嵴。	8.髂嵴
3.尾骨。	9.髂前上棘。
4.坐骨结节。	10.髂后上棘。
5.关节突关节。	11.髋关节。
6.横突。	12.大转子。
7.髂嵴上缘连线,即	13.股骨。

腰椎俯卧位屈膝检查(图 1.34)

鉴别腰椎和骶髂关节疼痛。

▶**步骤**:俯卧位。检查者将患者膝关节屈曲,尽量使足跟靠近臀部。患者首先接受被动检查,然后伸直下肢对抗检查者手部。

▶**评估**:试验过程中,首先出现骶髂关节的紧张感,然后出现腰骶关节紧张感,最后出现腰椎紧张感。当怀疑存在骨盆韧带或椎间盘病变时,可采用此检查方法。骶髂关节、腰骶关节或腰部疼痛不伴放射痛提示退行性变和(或)韧带功能降低。加重的放射痛提示椎间盘损伤。

单侧腰部、臀部和股后的根性疼痛提示 L2/L3 神经根损伤。

试验过程中股神经受到牵拉,大腿前方的疼痛和(或)麻木症状提示股四头肌紧张、股四头肌损伤或股神经刺激。

棘突叩击试验(图 1.35)

提示腰椎综合征。

▶**步骤**:患者坐位,脊柱轻度屈曲,叩诊锤叩击棘突及椎旁肌肉

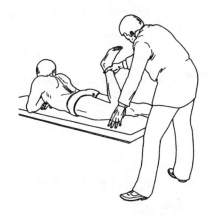

图 1.34　腰椎俯卧位屈膝检查。

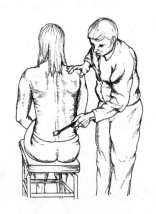

图 1.35　棘突叩击试验。

组织。

▶ 评估:局部疼痛提示退行性炎性改变导致受累的脊柱节段受到刺激。放射性疼痛提示椎间盘病变。

腰大肌征(图 1.36)

作为腰痛的诊断性评估。

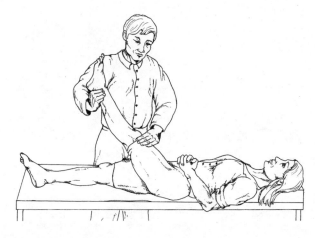

图 1.36　腰大肌征。

▶**步骤**:患者仰卧,膝关节伸直,抬高下肢,检查者突然在患肢股前施加压力。

▶**评估**:股骨远端施加压力造成腰大肌反射性收缩,导致腰椎横突受到牵拉。当有腰椎病变(脊椎关节炎、脊柱炎或椎间盘突出)或骶髂关节存在异常时,患肢出现疼痛。

Lasègue 坠落(反弹)试验(图 1.37)

鉴别腰痛。

▶**步骤**:患者卧位,检查者完成患肢 Lasègue 试验,抬高下肢至出现不适的位置。然后检查者放开抬高的患肢。

▶**评估**:突然、出其不意地放开抬高的患肢可引起背部和臀部肌肉的反射性收缩。主要是髂腰肌收缩,牵拉腰椎横突。当有腰椎病变(脊柱关节炎、脊椎炎或椎间盘突出)或骶髂关节存在异常时,患肢出现疼痛。

作为鉴别诊断必须牢记,此试验可加重阑尾炎引起的内脏痛。

腰椎弹跳试验(图 1.38)

定位腰椎功能性损伤。

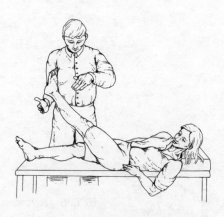

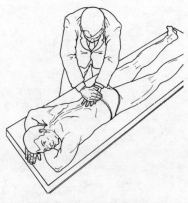

图 1.37　Lasègue 坠落(反弹)试验。　　图 1.38　腰椎弹跳试验。

▶**步骤**：患者仰卧位。检查者用示指、中指触诊受累节段的关节突和椎板。另一只手尺侧缘垂直于检查指上，轻柔地反复自后向前按压。触诊指在关节突和椎板轻柔快速地施压。

▶**评估**：在功能完好的关节，其关节突和椎板富有弹性。

弹性消失或活动度过大是节段运动功能障碍的表现，前者活动受限，后者表现为活动度过大。此操作可作为后纵韧带刺激试验，表现为加重的深部钝性疼痛，难以定位。

过伸试验（图 1.39）

提示腰椎综合征。

▶**步骤**：患者俯卧位。检查者固定患者双腿，嘱患者抬高躯干。

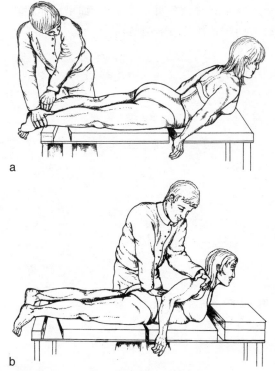

图 1.39 过伸试验。(a)主动过伸。(b)被动过伸。

第二步,检查者一只手使患者腰椎被动后伸并旋转。另一只手置于患者腰部,评估患者腰椎活动度及疼痛部位。

▶ **评估**:如果存在腰椎节段功能异常,腰椎主动后伸可诱发或加重疼痛。被动过伸加旋转运动有助于检查者评估节段性或局部运动功能减退。活动终末僵硬提示退行性变,活动终末柔软提示胸最长肌和腰部髂肋肌缩短。

单腿站立(鹳立),腰椎伸展试验(图 1.40)

评估关节突关节功能异常。

▶ **步骤**:患者单腿平衡站立同时脊柱后伸。更换对侧肢体后重复上述动作。

▶ **评估**:背痛为阳性。这与腰椎滑脱时关节突内应力骨折有关。如为单侧应力骨折,同侧单腿站立时会有明显的疼痛。如果后伸旋转时疼痛,提示存在与旋转方向一致的关节突关节病变。

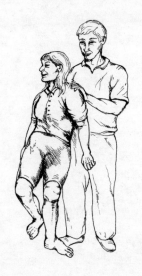

图 1.40 单腿站立试验。

前屈支撑试验(安全带试验)(图 1.41)

鉴别腰痛和骶髂关节痛。

▶ **步骤**:患者站立。检查者站于患者身后,嘱患者脊柱前屈直至出现腰骶部疼痛。患者恢复站立位。嘱患者再次前屈,此时检查者用大腿抵住患者骶骨,同时双手把持患者双侧髂骨做引导动作。

▶ **评估**:前屈活动要求患者的骶髂关节、腰骶关节及腰椎各节段运动功能正常。无引导动作时出现的疼痛提示骶髂关节症状,当骨盆固定时,引导动作可使上述症状消失或得到改善。

有腰椎病时,无支撑前屈或支撑下前屈均会引起疼痛。

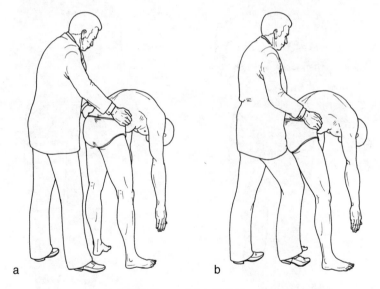

图 1.41 前屈支撑试验。(a)无支撑前屈。(b)支撑下前屈。

神经根卡压综合征

椎间盘突出通常导致神经卡压综合征伴放射性疼痛。咳嗽、打喷嚏、推的动作或简单的行走活动都会加重骶部和下肢疼痛症状。疼痛严重影响腰椎活动,腰椎肌肉组织紧张度明显增加。神经根卡压还可导致感觉、运动功能障碍及反射功能受损。皮肤节段性神经支配见图1.42。

　　通过描述麻木和疼痛的范围可确定受累神经根(表1.2)。L4和L5节段椎间盘突出最为常见,L3节段椎间盘突出少见,L1和L2节段椎间盘突出罕见。

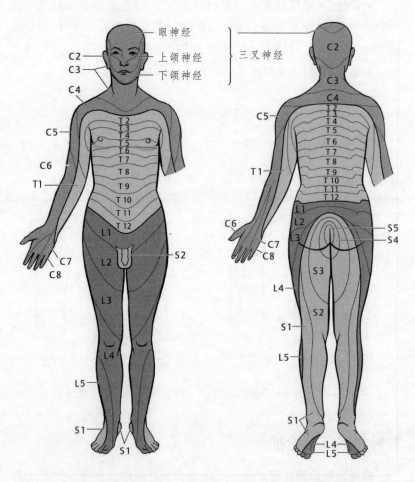

图1.42　皮肤节段性神经支配(参照 Hansen–Schliak 皮肤节段性神经支配)。

表 1.2　神经根症状的体征

神经根	皮节		麻痹的肌肉	受损的反射
	疼痛	感觉缺失		
L2 L1~L2 椎间孔外： L2~L3	胸腰结合处、骶髂关节、腹股沟、髂嵴、股内侧近端	腹股沟、股前内侧近端	髂腰肌、股四头肌和内收肌（轻度）麻痹	提睾反射和膝反射减弱
L3 L2~L3 椎间孔外： L3~L4	上腰椎、股前近端	自股前至股内侧及膝关节	髂腰肌、股四头肌和内收肌（轻度)麻痹	膝反射减弱或消失
L4 L2~L3 椎间孔外： L3~L4	腰椎、股前外侧、髋部	自股外侧至小腿内侧及足缘	股四头肌和胫前肌麻痹（足跟行走困难）	膝反射减弱
L5 L4~L5 椎间孔外： L5~S1	腰椎、股后、小腿外侧、足内侧、腹股沟、髋部	自小腿外侧至足内侧（姆趾）	姆长伸肌和短伸肌、趾长伸肌和短伸肌麻痹（足跟行走困难）	胫骨后肌反射消失（只有在对侧容易引出时更有意义）
S1 L5~S1	腰椎、股后、小腿后外侧,足外侧、足底、腹股沟、髋部、尾骨	股后及小腿后、足外侧缘和足底（小趾）	腓骨肌和小腿三头肌麻痹（足尖行走困难,足外翻）	跟腱反射减弱或消失

L5/S1(坐骨神经)神经根受压时,Lasègue 征阳性(20°~30°)。有时被动抬高健肢时也会诱发或加重患肢疼痛(交叉 Lasègue 征)。L1~L4 神经受压并累及股神经时,Lasègue 征通常呈轻度阳性。

当股神经受刺激时,牵拉股神经可引出反向 Lasègue 征或触发疼痛。

必须区分真性放射痛(坐骨神经痛)与假性放射痛。假性放射痛通常不如真性放射痛范围明确。关节突综合征(关节突关节炎)、骶髂关节综合征、腰椎滑脱性疼痛、椎管狭窄征、椎间盘切除后综合征是引起假性放射痛的常见原因。

神经功能检查用于评估腰椎神经结构的机械延展性和受压状况。这方面的检查包括:Slump 试验、Lasègue 试验(直腿抬高试验)、反向 Lasègue 试验、股神经牵拉试验。

Slump 试验(图 1.43)

▶ **步骤**:患者端坐于检查床,下肢置于床边自然下垂。髋关节中立位、双手置于身后。检查者逐步检查。

首先嘱患者突然屈曲胸、腰椎,同时检查者保持患者头部中立位。检查者用一只手向患者肩部施加压力,进一步增加胸、腰椎屈曲。同时嘱患者尽可能地主动屈曲头、颈部。检查者用同一只手在这3个部位加压以保持屈曲状态。

检查者另一只手使患者足部最大背伸,在这一体位下嘱患者尽量伸直膝关节。

对侧肢体重复上述动作。如有可能,双侧下肢同时检查。

▶ **评估**:此试验可造成硬膜囊和(或)神经根卡压或刺激,导致坐骨神经支配区疼痛。

如果患者因疼痛无法伸直膝关节,检查者可减轻颈椎压力并嘱患者慢慢抬起头部。如果患者可以伸直膝关节并无疼痛或疼痛减轻,Slump 试验为阳性,提示神经结构病变。

试验过程中必须鉴别疼痛原因,包括:关节突关节炎,腘绳肌紧张或膝、踝关节活动障碍。

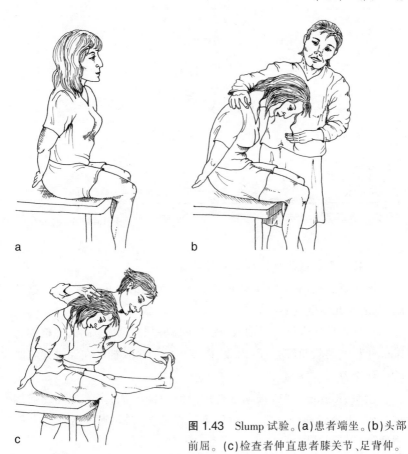

图 1.43　Slump 试验。(a)患者端坐。(b)头部前屈。(c)检查者伸直患者膝关节、足背伸。

Lasègue 征(直腿抬高试验)(图 1.44)

提示神经根刺激。

▶**步骤**：检查者缓慢抬高患者下肢(膝关节伸直)直至患者感到疼痛为止。

▶**评估**：骶部和下肢疼痛加重提示神经根刺激(椎间盘突出或肿瘤)。只有当突然剧烈的下肢放射痛与受累神经根感觉、运动区域一致时,才是真性 Lasègue 征。

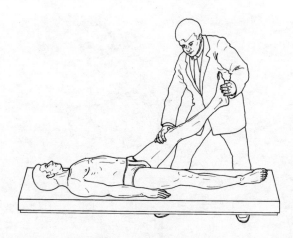

图 1.44　Lasègue 征。

患者为避免疼痛常抬高患侧骨盆。

评估直腿抬高角度,此角度与神经根刺激的严重程度相关(真性 Lasègue 征此角度为 60°或更小)。

坐骨神经痛也可通过内收、内旋下肢并屈膝诱发。此试验被称为 Bonnet 征或梨状肌综合征(内收、内旋下肢使坐骨神经在穿过梨状肌时受到牵拉)。

抬头(Kernig 征)或被动背伸蹞趾时(Turyn 征)坐骨神经疼痛加重,是严重坐骨神经刺激症状(需要与脑膜炎、蛛网膜下隙出血及肿瘤性脑膜炎相鉴别)。

缓慢抬腿时腰骶部疼痛加重或疼痛放射至大腿后方可归因于关节突退行性变(关节突综合征)、骨盆韧带激惹(肌腱炎)或腘绳肌紧张及挛缩 (运动终末柔软, 对侧检查也存在此种情况)。区分真、假 Lasègue 征非常重要。

正常情况下,当下肢抬至 15°~30°时,神经根在椎间孔处受到牵拉。如屈曲 60°时出现疼痛,提示疼痛来自腰部关节(例如,关节突关节或骶髂关节)。

区分关节痛、软组织痛和根性疼痛至关重要。

抬起一侧肢体出现对侧肢体疼痛症状, 提示有椎间盘突出或肿瘤。这被称为交叉征,通常表示存在相对较大的中央型椎间盘突出。

Lasègue 征和交叉征可反映椎间盘损伤的程度。许多伴有巨大的中央型椎间盘突出患者具有手术指征,特别是存在肛门和膀胱功能障碍者。

对不能平卧的患者,可应用改良的侧卧位直腿抬高试验。患者侧卧,受检肢体位于上方,屈髋、屈膝至 90°,腰骶椎保持中立位。如果患者条件允许,可稍做屈曲或背伸。检查者缓慢被动伸直患侧膝关节。诱发疼痛或存在膝关节抵抗感为试验阳性。

如果患者有意识地对抗下肢抬高或试图下压患肢以对抗检查者手部,通过髋关节屈曲抬高患肢是不可能的。偶尔会遇到有过试验经历的患者会出现这一情况,需要听取专家意见。

反向 Lasègue 试验(股神经 Lasègue 试验)(图 1.45)

提示神经根刺激。

▶步骤:患者俯卧。检查者被动抬高患者下肢做屈膝动作。

▶评估:屈膝位过伸髋关节,牵拉股神经。出现单侧或双侧骶部或股前放射痛,少数情况下会出现小腿放射痛,表明存在神经根刺激。例如,存在 L3/L4 椎间盘突出。必须与髋关节退行性疾病或股直肌、腰大肌缩短相鉴别。

也可在患者侧卧位行反向 Lasègue 试验(股神经 Lasègue 试验)。患者健侧卧位,患侧轻度屈髋、屈膝。检查者一只手固定骨盆,另一只手握住患者膝关节,使髋关节处于过度背伸位并增加膝关节屈曲。

股前放射痛提示神经根刺激。

这一试验评估中腰段神经根(L2~L4)。

Lasègue 试验中,也可出现对侧症状,称为交叉股神经牵拉试验。

自腹股沟区和髋部向大腿内侧放射痛提示疼痛源于 L3 神经,小腿前方疼痛提示 L4 神经根病变。

这一试验与检查髂胫束挛缩或缩短的 Ober 试验类似。髂胫束紧张时,下肢不能做内收运动,但无疼痛。如果有疼痛,则疼痛位于大转

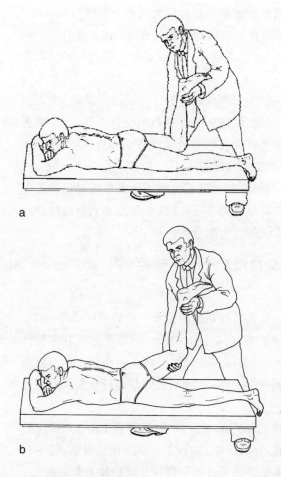

a

b

图 1.45 反向 Lasègue 试验(股神经 Lasègue 试验)。(a)开始姿势。(b)髋关节过伸。

子近端和外侧髁远端。

股神经疼痛病史通常不同,一般疼痛明显且与神经支配有关。

▶注意:L3/L4 椎间盘突出时,股四头肌肌力减退同时伴有髌腱反射消失或减弱。

Bonnet 征(梨状肌征)(图 1.46)

▶步骤:患者仰卧,屈膝、屈髋。检查者内收、内旋下肢。

▶**评估**:此操作初始阶段出现 Lasègue 征。坐骨神经在穿过梨状肌时受到牵拉,导致疼痛加重。

Lasègue–Moutaud–Martin 征(对侧 Lasègue 征)(图 1.47)

提示神经根刺激。

▶**步骤**:患者仰卧,检查者抬起无疼痛的下肢,膝关节保持伸直。

▶**评估**:当椎间盘突出刺激神经根时,抬高健肢会使活动累及患侧病变节段,从而引起患侧坐骨神经痛。

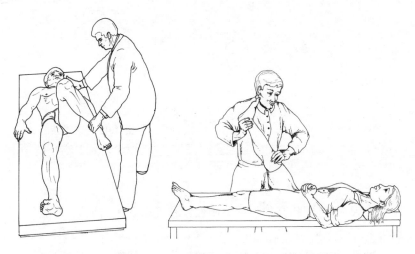

图 1.46　Bonnet 征。　　　　图 1.47　Lasègue–Moutaud–Martin 征。

直腿抬高加强试验(图 1.48)

提示神经根卡压综合征,鉴别真性 Lasègue 征和假性 Lasègue 征。

▶**步骤**:患者仰卧,检查者双手分别握住患者足跟和膝关节前方,缓慢抬起患者下肢,同时使膝关节后伸。在产生 Lasègue 征的位置,检查者降低患者下肢高度至无疼痛位置。在此位置,检查者使患者踝关节被动极度背伸,牵拉坐骨神经可诱发典型的疼痛。

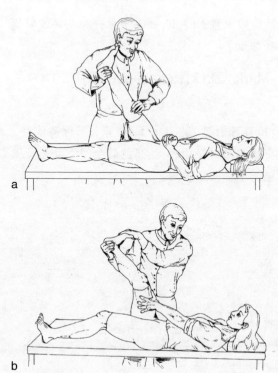

图 1.48　直腿抬高加强试验。(a)起始姿势。(b)踝关节背伸。

▶**评估**:直腿抬高加强试验阳性是神经根受压的证据,可能位于 L4~S1 之间。

钝性、非特异性股后至膝关节的疼痛是腘绳肌受牵拉所致,不能认为是 Lasègue 征。

小腿紧张感可归因于血栓、血栓性静脉炎或腓肠肌收缩。

直腿抬高加强试验可用于诊断患者是否诈病, 这种情况下通常为阴性。

Lasègue 鉴别试验(图 1.49)

鉴别坐骨神经痛和髋部疾病。

▶**步骤**: 患者仰卧。检查者双手分别握住患者足跟及膝关节前方。检查者缓慢抬高患肢,保持膝关节伸直,直至出现疼痛感。检查者注意观察疼痛部位及疼痛的性质,估计无痛情况下下肢抬高的最大角度。患者再次抬起患肢至出现疼痛的角度,然后屈曲膝关节。

▶**评估**:当患肢存在坐骨神经刺激时,屈曲膝关节可使症状明显减轻,甚至完全消失。

如果是髋部疾病引起的疼痛,做此动作时患肢仍有疼痛,甚至随着髋关节屈曲角度增加而加重。

▶**注意**:髋关节疾病引起的疼痛通常局限于腹股沟区,少数情况下可有髋关节后外侧区疼痛。当出现髋关节后外侧疼痛时,很难区分神经根刺激和髋关节疼痛。

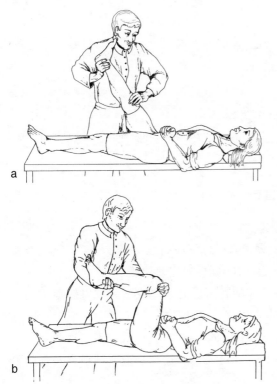

图 1.49 Lasègue 鉴别试验。(a)起始姿势。(b)膝关节屈曲。

Duchenne 征(图 1.50)

评估神经功能障碍。

▶ **步骤**：患者仰卧，检查者一手抓住患者足跟，另一只手单指按压第 1 跖骨头使其背伸，嘱患者踝关节跖屈。

▶ **评估**：当椎间盘突出累及 S1 神经根时，患者将不能对抗手指压力。腓骨肌麻痹时，因为胫前肌或胫后肌的作用导致足后旋。

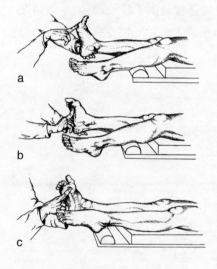

图 1.50 Duchenne 征。(a)起始姿势。(b)正常。(c)异常。

Kernig–Brudzinski 试验(图 1.51)

提示神经或硬膜囊刺激。

▶ **步骤**：患者仰卧，嘱患者一侧下肢屈髋、屈膝。第一步，检查者被动伸展患者膝关节。第二步，嘱患者主动伸膝。

▶ **评估**：主动或被动伸膝时出现的腰痛或下肢放射痛提示椎间盘突出、炎症或肿瘤引起的神经根刺激。

如果怀疑存在神经根刺激，同时试验阴性，检查者可通过被动屈曲颈椎的方法(试验的 Brudzinski 部分)进一步增加神经根和硬脑膜张力。

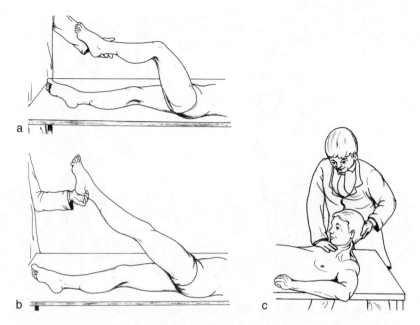

图 1.51　Kernig–Brudzinski 试验。(a)起始姿势。(b)伸膝。(c)Brudzinski 征。

足尖和足跟行走试验(图 1.52)

确定和评估腰椎神经根异常。

▶**步骤**：嘱患者足尖或足跟着地，条件允许的情况下分别用足尖或足跟行走一段距离。

▶**评估**：足尖站立或行走困难，提示 S1 神经病变；足跟站立或行走困难，提示 L4/L5 神经根病变。

▶**注意**：鉴别诊断必须排除跟腱断裂。这种损伤使患者足尖站立困难，特别是在患肢站立时。

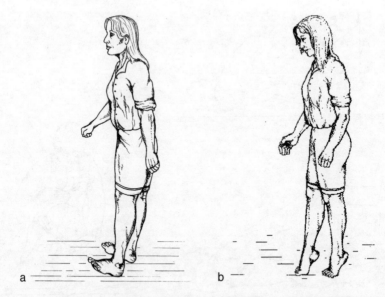

图 1.52 足尖和足跟行走试验。(a)足跟行走。(b)足尖行走。

坐位 Lasègue 试验(图 1.53)

提示神经根刺激。

▶**步骤**:患者坐于检查床边,主动屈髋、伸膝。

▶**评估**:此试验相当于 Lasègue 试验,当存在神经根刺激时,患者为缓解疼痛而出现身体后倾或双手向后做支撑动作。此试验也可用于确定刺激性疼痛。如果患者轻松完成屈髋动作并无疼痛感,那么之前的 Lasègue 试验阳性就值得怀疑。检查者也可以通常被动屈髋、伸膝完成坐位 Lasègue 试验。

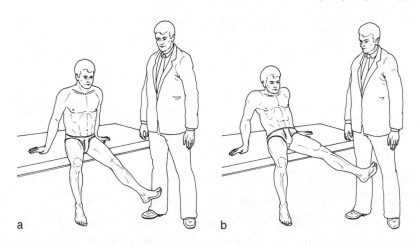

图 1.53 坐位 Lasègue 试验。(a)开始屈髋。(b)增加屈髋后。

Hoover 试验(图 1.54)

评估诈病。

▶**步骤**:患者卧位,检查者两只手分别置于患者两侧足跟下。嘱患者主动直腿抬高。膝关节伸直,下肢主动抬离床面。

▶**评估**:如果患者不能抬高肢体或检查者另一只手不能感觉到对侧足跟的向下压力,说明患者不愿抬起下肢或为诈病。如果患肢抬

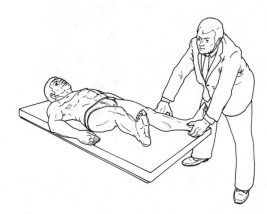

图 1.54 Hoover 试验。

起无力,患者努力做患肢抬离床面的动作,正常侧足跟向下的压力就会增加。患者常常主诉根本不能做抬腿动作。必须双侧对比检查。

骶髂关节

骶骨构成脊柱的底座,两侧通过骶髂关节与骨盆(髂骨)相连。此关节在解剖学上被认为是真性关节,但功能上相当于联合:周围紧密的韧带和不平整的新月形关节面有效地限制了其活动度。尽管如此,脊柱和骨盆间的代偿运动导致此关节遭受严重的损伤,甚至影响到整个脊柱或下肢关节。骨盆韧带结构见图 1.55。

运动受限或骶髂关节不稳可继发于创伤、脱位或骨盆骨折。然而,这种情况也可由骨盆不对称负重或其他原因引起。活动时疼痛部位可能位于骶髂部、臀部、腹股沟或转子部。通常疼痛可向后放射至 S1 支配的膝关节处,有时产生类似坐骨神经痛的症状。患者常因腰大肌紧张出现下腹部或腹股沟区疼痛。骶髂关节症状:常在触诊或叩击骶骨旁邻近骶髂关节周围区域时有疼痛感。

在患者站立位、仰卧位、俯卧位时,可通过多种手法试验确定骶

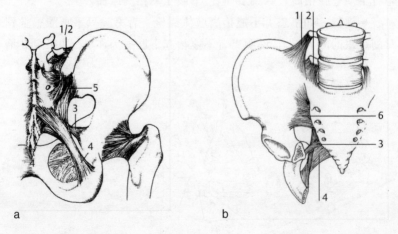

图 1.55　骨盆韧带结构。(a)前后位。(b)后前位:1,2.髂腰韧带;3.骶棘韧带;4.骶结节韧带;5.骶髂后韧带;6.骶髂前韧带。

髂关节功能受损情况。

▶**骶髂关节功能和诱发试验**

1.Mennell 征。

2.弹跳试验。

3.活动度试验。

4.站立前屈试验。

5.下肢不等长。

6.脊柱试验。

7.Patrick 试验(Fabere 试验)。

8.三步过伸试验。

韧带试验(图 1.56)

骨盆韧带功能评估。

▶**步骤**:患者仰卧。

1.评估髂腰韧带时,患者屈膝、屈髋,检查者向对侧髋关节内收下肢。实施此手法时,检查者自膝关节向股骨施加轴向压力。

2.评估骶棘韧带和骶髂韧带时,患者极度屈膝、屈髋,检查者向对侧肩关节内收下肢。实施此手法时,检查者自膝关节向股骨施加轴向压力。

3.评估骶结节韧带时,患者极度屈膝、屈髋,检查者将下肢向同侧肩关节移动。

▶**评估**:短暂的牵拉痛提示韧带缩短和韧带应力过大。骶髂关节活动度增加或活动受限时也可出现上述症状。

牵拉髂腰韧带引起的疼痛位于腹股沟区(髋关节异常的鉴别诊断)。牵拉骶棘韧带和骶髂韧带引起的疼痛位于 S1 支配区,疼痛范围可以是髋关节后外一个点,最远到达膝关节。骶结节韧带的疼痛可放射至股后。

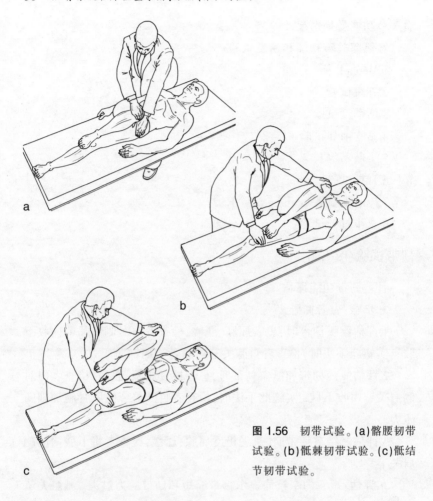

图 1.56　韧带试验。(a)髂腰韧带
试验。(b)骶棘韧带试验。(c)骶结
节韧带试验。

弹跳试验 2(图 1.57)

评估骶髂关节的过度活动。

▶**步骤**：检查者首先将一手示指置于骶髂关节上缘，然后置于骶
髂关节下缘(S1~S3)。这样指尖位于骶骨，远端指骨掌侧位于髂骨内
侧缘。

检查者另一只手抓住示指自后向前施加压力，通过触诊将后前压力传至骶骨。

▶**评估**：正常骶髂关节富有弹性，触诊的压力可轻度增加骶骨和髂骨后缘的距离。骶髂关节活动受限时则缺乏弹性。相对长的活动距离伴终点僵硬提示骶髂关节活动过度。骶髂关节活动受限或应力下活动度增加(痛性活动度增加)均可在检查过程中出现疼痛。

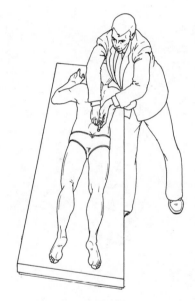

图 1.57 弹跳试验 2。

Patrick 试验(Fabere 试验、"4"字试验)(图 1.58)

鉴别骶髂关节或髋关节异常(评估内收肌张力)。

▶**步骤**：患者仰卧，一腿伸直，另一腿膝关节屈曲。屈曲侧踝关节外侧交叉置于对侧髌骨上方。

也可以将屈曲侧的足部与对侧膝关节内侧相接触。屈曲侧腿外展，检查者一只手向检查床按压膝关节增加外旋。操作过程中检查者另一只手必须固定对侧骨盆，限制其活动。

▶**评估**:正常情况下,外展的下肢几乎接触到检查床面。比较双侧膝关节到床面的距离。疼痛导致双侧过度外展活动受限而造成的活动差异并不提示髋关节异常;内收肌正常则提示同侧骶髂关节功能障碍。通过检查髋关节活动范围(特别是旋转)和腹股沟深处触摸髋关节囊,可排除髋关节异常。

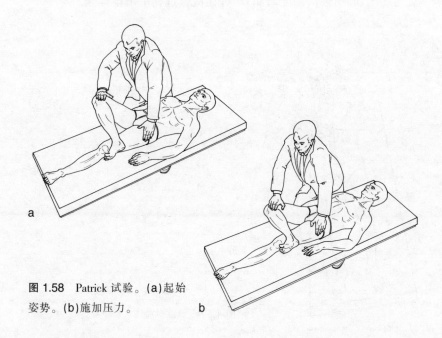

图 1.58　Patrick 试验。(a)起始姿势。(b)施加压力。

三步过伸试验(图 1.59)

▶**步骤**:患者俯卧。第一步,检查者一只手抓住患者伸直的下肢并抬起至过伸状态,另一只手固定骨盆。

第二步,检查者固定骨盆的手置于骶骨,与骶髂关节平行。被动抬起下肢至过伸位。第三步,检查者一手掌根部固定患者第 4 腰椎,另一只手抬起下肢使其过伸。将手向上移动固定脊柱,可进一步评估更高的腰椎节段。

▶**评估**:正常情况下,试验过程中不存在任何时相的疼痛症状。髋关节允许 10°~20° 的过伸,骶髂关节表现出轻度的活动(关节活动),腰椎腰骶关节处有弹性的过伸活动(前凸)。

　　固定髂骨时出现疼痛(第 1 步),提示髋关节功能障碍或肌肉挛缩[股直肌和(或)腰大肌]。固定骶骨时出现疼痛,提示骶髂关节活动受限或骶髂关节异常,例如,强直性脊柱炎(第 2 步,Mennell 征)。固定脊柱时出现疼痛,提示腰骶关节异常(脊柱活动受限或椎间盘突出或脱出)(第 3 步)。

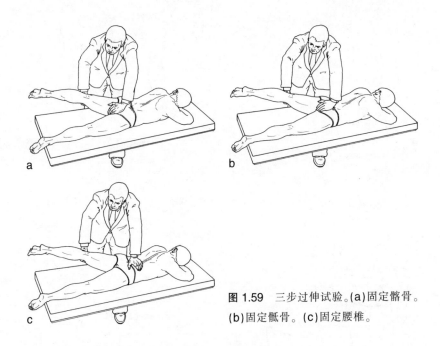

图 1.59　三步过伸试验。(a)固定髂骨。(b)固定骶骨。(c)固定腰椎。

▶**注意**:Mennell 征试验同三步过伸试验中的第 2 步。

脊柱试验(图 1.60)

　　评估骶髂关节功能。

　　▶**步骤**:检查者站于患者背后,触摸患者髂后上棘和同一平面的骶正中嵴(融合的骶椎棘突)。嘱患者抬起一侧下肢,并尽量向前方推膝关节。

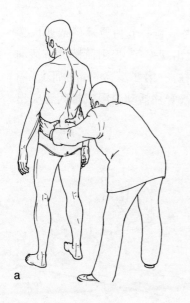

a

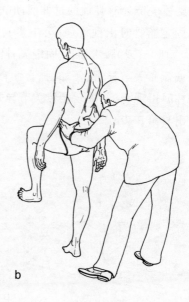

b

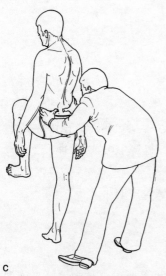

c

图 1.60　脊柱试验。(a)起始姿势。(b)骶髂关节活动。(c)限制骶髂关节活动。

▶**评估**:如果骶髂关节活动不受限,检查侧骨盆将会下移。髂后上棘会向下方移动 0.5~2cm。如存在骶髂关节活动受限,则骨盆不会下移;实际上,当骶髂关节活动受限时,为了代偿骨盆倾斜,同侧髂后上棘会向上移。

站立前屈试验(图 1.61)

评估骶髂关节功能。

▶**步骤**:患者背对检查者站立。检查者拇指同时触诊双侧髂后上棘。嘱患者双足并拢着地,膝关节伸直,躯干缓慢前屈。注意观察双侧髂后上棘的位置及运动情况。

▶**评估**:骶骨相对于髂骨在骶髂关节水平轴上旋转。这一动作称为"垂头"。

正常情况下,在患者弯腰的整个过程中,双侧髂后上棘在同一平面。

如果一侧骶髂关节没有出现"垂头"动作,相对于骶骨同侧髂后上棘的位置将高于对侧。

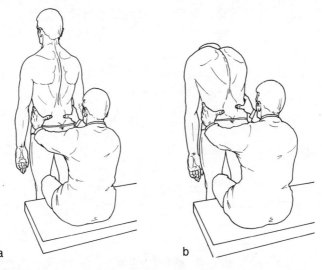

图 1.61 站立前屈试验。(a)起始姿势。(b)限制骶髂关节活动。

如果没有"垂头"动作或相对抬高,提示同侧骶髂关节活动受限。双侧髂后上棘抬高提示双侧腘绳肌缩短。

▶**注意**:评估这种向上运动时,检查者必须考虑或排除骨盆、髋关节不对称的可能。双下肢不等长引起的骨盆倾斜可通过增加短肢垫片来补偿。

骶髂关节弹跳试验 2(图 1.62)

▶**步骤**:患者仰卧,直接检查骶髂关节的功能。检查者对侧下肢屈膝、屈髋并向检查者侧内收,直至骨盆向检查者侧倾斜。同侧下肢保持伸直。检查者抓住屈曲内收的膝关节轴向施加有弹性的应力,另一只手在骶髂关节处触摸。

▶**评估**:这一操作将使骶髂关节产生弹性运动,可触及骶骨与髂后棘间的运动。典型的功能损害表现为运动缺失。这一弹性试验的基础是持续应力下正常骶髂关节活动范围逐渐增加,即使处于骶髂关节活动范围最末期时也是如此。这一操作在诊断关节存在任何功能障碍时都显得至关重要。然而,此项操作的重要前提是首先对关节施加初始应力。这一试验也是俯卧位弹跳试验的补充检查。

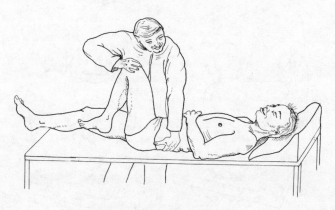

图 1.62 骶髂关节弹跳试验 2。

骶髂关节活动度试验(图 1.63)

评估骶髂关节功能。

▶ **步骤**:患者俯卧,检查者将检查的手指置于骶髂关节上,即骶后韧带上(由于解剖位置的限制,骶髂关节不能被触及)。另一只手置于髂骨翼前部,向后施加小的摆动和上举动作(相对于骶骨将髂骨向后推动)。

▶ **评估**:在正常的骶髂关节上触诊的手指可探查到持续的活动。关节僵硬时出现疼痛伴活动受限。

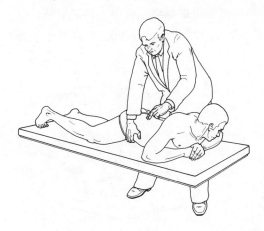

图 1.63　骶髂关节活动度试验。

Derbolowsky 征(图 1.64)

评估下肢长度变化:仰卧位提升现象。

▶ **步骤**:患者仰卧,检查者双手抓住双踝关节,拇指触摸患者内踝,以拇指为参考评估内踝相对水平及旋转位置。

嘱患者坐起,可由另一检查者协助完成,患者也可用双手支持。双下肢必须抬离床面避免干扰。再次评估内踝水平和旋转位置。最后,嘱患者最大限度前屈并尽量靠近伸直的膝关节。试验必须重复多次,以排除肌肉紧张造成的假阳性。

▶**评估**:仰卧向前移动提示骨盆旋转。在骶骨与髂骨均不参与的情况下骶髂关节活动受限时,当患者坐起时同侧下肢将会延长,卧位时同侧肢体明显缩短或与对侧等长。检查者测量双侧内踝位置变化,在此之前内踝处于同一水平。

必须鉴别骶髂关节受限以外的其他原因导致的下肢不等长。可能的原因包括:由腘绳肌缩短或先天解剖因素导致的肢体延长或缩短。试验过程中出现疼痛提示骶骨结构松弛、肌肉短缩、椎间盘膨出或突出造成的神经源性疼痛。

▶**注意**:双下肢长度差异至少 1~2cm 时,此试验才有诊断意义。当长度差异较大伴肌源性疼痛时应考虑腘绳肌缩短。如果下肢长度差异>5cm 伴根性疼痛和屈曲膝关节代偿骨盆旋转时,应该考虑椎间盘功能障碍。

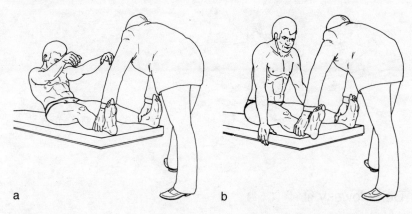

a　　　　　　　　　　　　b

图 1.64　Derbolowsky 征。(a)活动骶髂关节。(b)限制右侧骶髂关节活动(患者坐起时肢体延长)。

Gaenslen 征(第二 Mennell 征)(图 1.65)

评估骶髂关节功能。

▶**步骤**:患者仰卧,疼痛侧肢体尽量靠近检查床边沿或突出于床沿。保持这一姿势并固定腰椎,对侧肢体屈髋、屈膝并尽量向躯干靠拢(Thomas 抓握)。检查者使患侧下肢紧贴床沿被动过度后伸。

　　这一试验也可在患者侧卧位时检查。患者健侧卧位,健侧下肢屈髋、屈膝,被动后伸患肢(未与床面接触侧)。

　　▶评估:如果骶髂关节功能障碍,过度后伸下肢将引起骶髂关节活动并导致疼痛或疼痛加剧。

　　同侧髋关节病理性改变或神经根病变也可引起疼痛症状。

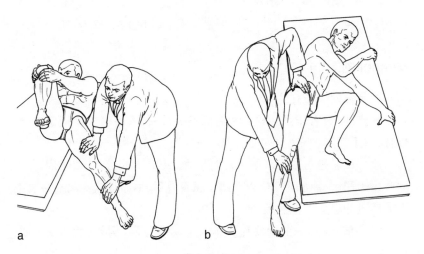

图 1.65　Gaenslen 征。(a)仰卧。(b)侧卧。

髂骨挤压试验(图 1.66)

　　提示骶髂关节疾病。

　　▶步骤:患者健侧卧位,检查者双手置于受累侧并对骨盆施加向下压力。

　　▶评估:检查侧疼痛或疼痛加重提示关节功能障碍(例如,活动受限或炎症)。

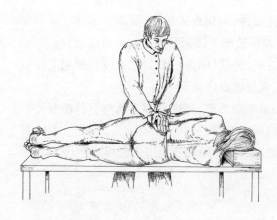

图 1.66 髂骨挤压试验。

Mennell 征(图 1.67)

提示骶髂关节疾病。

▶**步骤**:患者俯卧。检查左侧骶髂关节时,检查者左手固定患者骶骨,右手抓起伸直的左下肢,突然过伸髋关节。

这一试验也可在患者侧卧位时检查。患者右侧卧位,双手固定右侧肢体于屈髋、屈膝位。检查者站于患者背后,右手固定患者骨盆,左手突然过伸患者左侧髋关节。

▶**评估**:骶髂关节处疼痛提示关节功能障碍(例如,活动受限或炎症)。

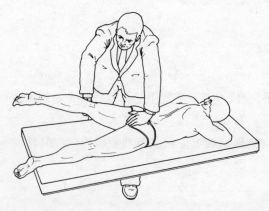

图 1.67 Mennell 征。

Yeoman 试验（图 1.68）

评估骶髂关节疼痛。

▶ **步骤**：患者俯卧，屈膝 90°。检查者将屈曲的下肢抬离床面，使髋关节过度后伸。

▶ **评估**：试验的第一步是在骶髂关节后方施加应力；下一步将应力向前方转移，主要影响骶髂前韧带。腰部疼痛提示该处病变。大腿前方麻木提示股神经牵拉。

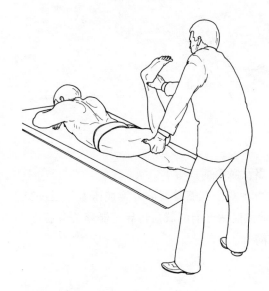

图 1.68　Yeoman 试验。

Laguerre 试验（图 1.69）

鉴别髋关节痛和骶髂关节痛。

▶ **步骤**：患者仰卧，被动屈髋、屈膝 90°，髋关节被动外展至最大外旋位。

▶**评估**：此操作将股骨旋转至关节囊前部。疼痛提示髋关节退行性疾病、髋关节发育不良或髂腰肌挛缩。骶髂关节后部的疼痛提示相应部位的病变。

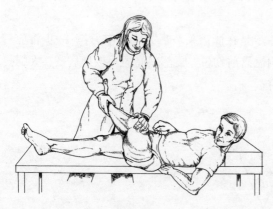

图 1.69 Laguerre 试验。

骶髂关节应力试验(图 1.70)

提示骶髂关节综合征累及骶髂前韧带。

▶**步骤**：患者仰卧，检查者双手在髂骨翼前方施加压力。通过交叉双手可增加侧向压力。骨盆前后方向的载荷传导至骶髂关节后方，侧方加压传导至骶髂关节前方。

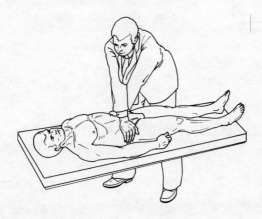

图 1.70 骶髂关节应力试验。

▶**评估**：深部疼痛提示疼痛侧骶髂前韧带（骶棘韧带、骶结节韧带）牵拉。臀部疼痛可能由检查床的压迫或骶髂关节后方刺激所致。确定疼痛具体位置有助于明确原因。

外展应力试验（图 1.71）

提示骶髂关节综合征。

▶**步骤**：患者侧卧，接触床面的肢体屈曲，位于上方的下肢伸直做对抗检查者的外展动作。此试验通常用于评估臀中肌和臀小肌功能减退。

▶**评估**：受累侧骶髂关节疼痛加重提示骶髂关节刺激。髋关节异常患者在操作过程中也会出现疼痛加重现象。疼痛位置与疾病类型相关。下肢只能轻度外展或完全不能完成外展且不伴有疼痛提示臀小肌功能不全。

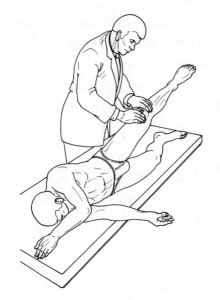

图 1.71 外展应力试验。

第 2 章 肩关节

人体中肩关节复杂的解剖和生物力学特点使其拥有非常大的活动范围。同时也使得这一关节容易发生病变和遭受损伤。

肩关节疾病多发。造成肩关节疾患的原因包括：人口统计学中年龄相关的退行性变过程以及娱乐、竞技运动造成的慢性劳损。积年累月的职业、娱乐或家务活动导致应力过度和肌肉不平衡，使肩关节发生不利于人体工程学的改变。

检查者在实施肩关节临床评估检查时，应根据患者情况制订个性化、结构化的诊疗流程。与其他临床检查一样，肩关节检查首先要获得完整病史。导致肩关节疾病的诸多因素包括创伤、慢性劳损导致的局部应力、年龄相关的退行性变或系统性疾病。青少年和成年患者中，导致肩关节疾病的主要因素是外伤和先天畸形；最常见的是肩关节脱位和半脱位导致的关节不稳。随着年龄增长，退行性疾病显得更加突出，包括撞击综合征、肩袖损伤、肩锁关节退行性变。

询问职业压力和竞技运动可提供重要信息。经常从事将前臂抬高超过头部的工作(油漆工)和类似的体育运动(篮球、足球、乒乓球、游泳、排球)往往导致肩峰下或关节内过早出现功能异常。这种情况下同时伴有肩锁关节的退行性变。获得运动员的详细信息需要对其所从事的运动项目的特殊性有所了解。这对此项运动导致的运动损伤的诊断模式至关重要。

然而，有些急性症状并不能归因于明显的创伤或机械损伤。在肌腱退行性变的情况下，很小的外伤也可导致肩袖断裂(肩关节 5 个区见图 2.1)。

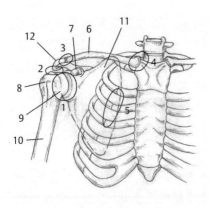

图 2.1 肩关节 5 个区。

1.盂肱关节。

2.肩下"关节"（位于喙肩弓与肱骨头之间的间隙，包括大小结节和肩峰下滑囊）。

3.肩锁关节。

4.胸锁关节。

5.肩胸滑移"关节"

（肩胛骨在胸部后方滑移）。

6.锁骨。

7.喙突。

8.大结节。

9.肱骨头。

10.肱骨。

11.肩胛骨。

12.肩峰。

　　除了肩关节特异性疾病外，检查者必须时刻警惕其他器官疾病的可能。心绞痛可以向肩部和上肢放射，这种牵涉痛并不一定始终发生在左侧。胆囊和肝脏疾病也可引起右肩部疼痛。类风湿性多发关节炎和高尿酸血症可能首先发生在肩关节。糖尿病患者常累及肩部导致肩关节活动受限。肩部牵涉痛见图2.2。

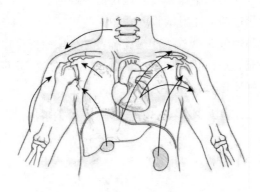

图 2.2 内脏器官和其他关节在肩部的牵涉痛。

观察患者可为检查者提供初始印象。必须注意步态和对侧上肢的代偿运动。冻结肩患者在脱衣服时会避免内、外旋和超过水平面的活动。肩袖损伤患者因外展无力脱衣时需他人帮助。通过与对侧对比，可显示肩关节不对称（特别是肌肉萎缩）。对比检查双侧肩锁关节时检查者需要观察是否存在肿胀或肩锁关节分离时出现的塌陷。肱二头肌肌腹向远端移位提示肱二头肌长头腱断裂。双侧肩关节外形不对称可能存在肩胸关节的不平衡。

检查完成后，建议检查者询问患者神经定位并行进一步检查。判断脊柱源性疼痛时，例如，神经或神经根受压症状，检查者应在评估肩关节初始即开始有方向性的检查颈椎。对于每个疑点，检查者必须进行系统的神经系统查体。为排除神经血管压迫综合征，必须采用特异性的诱发手法，例如，Adson 试验和 Gagey 过度外展试验。

触诊时，检查者必须检查胸锁关节、锁骨、肩锁关节、喙突、结节间沟和大小结节是否有压痛。检查肩关节分别在 0° 和 90° 位时屈/伸、内收/外展、内旋/外旋的主被动活动范围。应用中立位 0° 法行双侧对比检查（图 2.3）。

只有通过完整的临床检查才能得出正确的诊断（图 2.4），从而行进一步的影像诊断和注射试验。

前后位和轴位 X 线检查和肩关节特殊体位检查可作为肩关节临床检查的补充。这样可鉴别骨性变化和软组织病变。超声、MRI 和 CT 检查可以很好地显示肩关节疾病。

肩关节活动范围
(中立位 0°法)

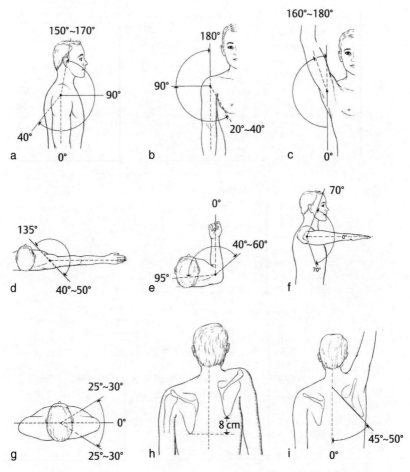

图 2.3 (a)前屈和后伸。(b)内收和外展。(c)超过 90°外展需要肱骨在盂肱关节处外旋和肩胛骨旋转。(d)水平位屈伸(外展 90°前后方向移动)。(e,f)内旋和外旋,(e)上肢下垂和(f)90°外展。(g)伸肩和缩肩。(h,i)抬高和下压肩胛骨(h),肩胛骨相对于躯干旋转(i)。

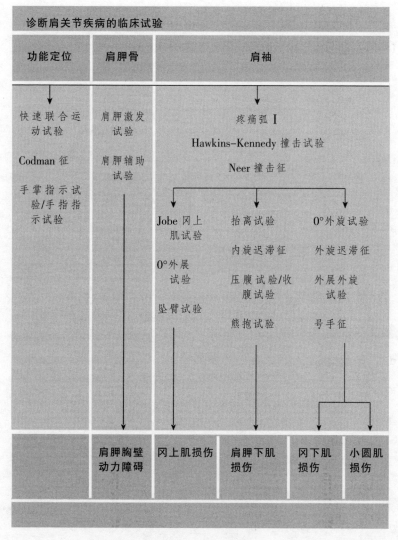

图 2.4 诊断肩关节疾病的临床试验。(待续)

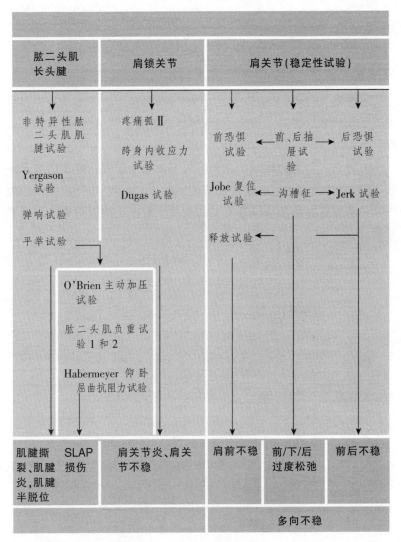

SLAP,上盂唇前方和后方。

图 2.4(续)

定向试验

快速联合运动试验(图 2.5)

▶**步骤**:进行肩关节快速运动试验时,嘱患者将手部置于头部后方并触摸对侧肩胛骨。第二步,嘱患者将手置于背后,自臀部向上触摸肩胛骨下缘。

▶**评估**:与对侧比较,一侧肩关节活动受限提示存在肩关节疾患。进一步诊断肩关节疾病需要其他试验。肩关节上方疼痛提示肩袖中某一肌腱存在肌腱炎,通常是冈上肌肌腱粘连性滑囊炎或肩峰下滑囊炎。

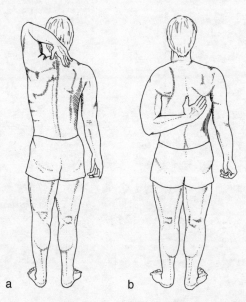

图 2.5　快速联合运动试验。(a)颈后触摸肩胛骨。(b)背后触摸肩胛骨。

Codman 征(图 2.6)

检查肩关节被动活动。

▶**步骤**：检查者站于患者背后，一手置于肩关节上方，拇指置于肩胛冈稍下方并固定肩胛骨，示指置于肩峰前缘喙突上方，其余手指伸直置于肩峰前方。

检查者另一只手沿不同方向活动肩关节。

▶**评估**：注意盂肱关节处有无"噼啪"声、断裂现象(例如，肱二头肌长头腱移位)或活动受限。

评估最重要的骨性压力点，例如，肱骨大、小结节，喙突，胸锁关节及肩锁关节是否有触痛。通过触诊评估肩关节是否不稳及肩袖的肌腱是否存在压痛。

应用中立位 0°法确定肩关节活动范围。明确肩关节主动、被动活动范围，活动时是否存在特异性局部症状。各个方向均存在活动受限时，提示"冻结肩"。

肩袖撕裂早期，只有主动活动受限，被动活动正常。慢性撕裂或后期撞击症状表现为肩关节冻结样的整体活动受限。

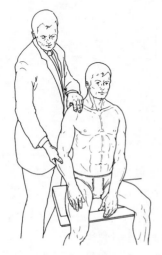

图 2.6　Codman 征。

手掌指示试验和手指指示试验(图 2.7)

典型的肩关节疼痛起始于肩关节并向上臂放射。患者一般采用两种方法描述这种疼痛。"手掌指示"提示为典型的盂肱关节和肩峰下疼痛;这种情况下,患者将正常的对侧手掌直接置于肩峰下。

"手指指示"提示为典型的肩锁关节疼痛;这种情况下,患者将正常的对侧手指直接置于受累侧的肩锁关节处。

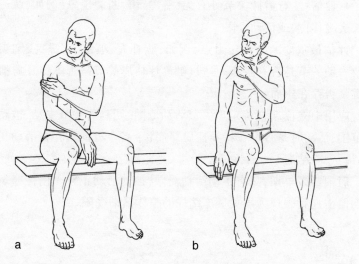

图 2.7 (a)手掌指示试验。(b)手指指示试验。

滑囊炎试验

滑囊

肩关节存在多个滑囊。相互连续的结构包括肩胛下滑囊、喙突下滑囊、三角肌下滑囊及其肩峰下扩展部。它们共同构成"肩峰下副关节",确保肩袖及其表面的肩峰及肩锁关节间的平滑运动。肩关节病变导致囊壁肿胀,使肩峰下间隙进一步变窄从而引起疼痛。

滑囊炎试验

用于诊断病因不详的肩关节疼痛。

▶**步骤**：检查者用示指和中指触诊肩峰下前外侧区（图 2.8）。

检查者可用另一只手使患者上肢被动伸展或过度伸展，同时用拇指向前压肱骨头以增大肩峰下间隙。这样也可触诊肩袖浅部及其大结节止点。

▶**评估**：肩峰下间隙局部触痛提示肩峰下滑囊刺激，但也可能是肩袖疾病。

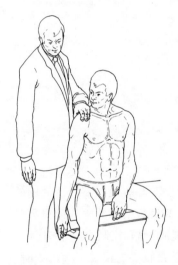

图 2.8　肩峰下滑囊炎试验。

Dawbarn 试验（图 2.9）

提示肩峰下滑囊炎。

▶**步骤**：检查者一只手将处于适当外展位的患侧肩关节进一步外展，另一只手于肩胛下间隙前外侧触诊。

当患肢被动外展>90°时，检查者在肩峰下局部施加额外压力。

▶**评估**：随着上肢外展肩峰下疼痛缓解，提示滑囊炎或肩袖病变。外展时，三角肌滑过肩胛下滑囊边缘，从而缓解疼痛。

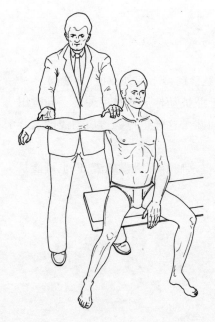

图 2.9　Dawbarn 试验。

肩胛胸壁动力障碍

　　肩胛、胸壁运动障碍通常是由盂肱关节和肩锁关节病变周围的肌肉不平衡所致。其原因包括各种肩关节疾病引起的疼痛或肩胛骨稳定肌(斜方肌、菱形肌、前锯肌和肩胛提肌)偏心控制功能不全。

　　观察肩胛骨运动障碍,特别是当上肢自较高的位置下垂内旋时,偏心肌(肩胛激发试验)处于显著应力状态。

　　Kibler 将肩胛骨动力障碍分为 3 型:

- Ⅰ型,肩胛下角隆起。
- Ⅱ型,肩胛内缘隆起伴后旋。
- Ⅲ型,肩胛上角隆起。

肩胛辅助试验(图 2.10)

当存在典型撞击症状时，肩胛骨动力障碍患者往往有 60°~120° 的疼痛弧。可以利用肩胛骨辅助试验排除刺激造成的肩峰下撞击。

▶ **步骤**：检查者站于患者背后，嘱患者抬高患肢，检查者用一只手固定肩胛骨内上缘(上角)，另一只手支持并向上外侧旋转肩胛下角。

▶ **评估**：如果在反射弧范围内疼痛减轻或肩关节活动度增加，则该试验为阳性。

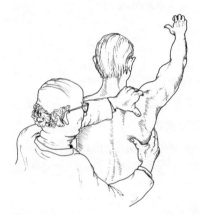

图 2.10 肩胛辅助试验。

肩袖

肩袖病变典型的临床表现是疼痛伴不同程度的肩关节功能障碍。

疼痛急性期很难通过检查获得足够的信息来确定肩关节疼痛是来源于钙化、肌腱炎、肩胛下滑囊炎或肩袖撕裂。更难区分肩袖撕裂与没有断裂的肌腱退行性变引起的疾病。只有当急性期过后才能更容易对肩关节疼痛和肌力减退进行分级。肩关节肌肉功能见图 2.11。

冈上肌前上部撕裂时，肩关节主动活动基本正常，但总体上减少。后部损伤时主动活动丧失更为显著，完全损伤时最为明显。然而

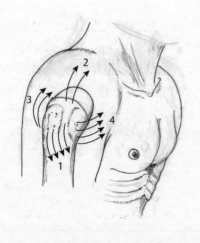

图 2.11 肩关节肌肉功能。
1.内收肌(胸大肌、背阔肌、大圆肌和小圆肌)。
2.外展肌(三角肌和冈上肌)。
3.外旋肌(三角肌和冈上肌)。
4.内旋肌(肩胛下肌、胸小肌、背阔肌和大圆肌)。

这只是一种迹象,活动范围并不能对病变的类型做出结论。

必须区别假性僵硬与冻结肩。假性僵硬通常由胸锁关节后期的轻微骨性关节炎造成。如果不考虑此方面因素,那么可能会错误地将活动度的降低归咎于盂肱关节。耸肩(抬高肩关节)可以鉴别两种病变。如果耸肩功能正常,那么肩关节活动受限的唯一原因是盂肱关节病变。

用同样的方式排除肩胛骨和胸部问题。一个由骨性凸起(如肩胛骨或肋骨骨赘)引起的"吱嘎"作响的肩关节的严重程度要比因胸部后壁缺损(例如,胸廓成形术后或邻近多发肋骨骨折)造成的肩胛骨固定小得多。同样重要的是要排除肩部肌肉组织功能障碍,不管是肩胛骨和胸部肌肉或盂肱关节肌肉组织。当推动患者伸展的上肢出现翼状肩表现时,检查者需要警惕前锯肌瘫痪的可能。还应排除斜方肌瘫痪的可能。斜方肌瘫痪时,肩胛骨无法固定导致肩关节活动受限。像抬高肩关节(耸肩)一样,如果能够抬高肩胛骨可排除斜方肌瘫痪。

即使正常情况下,喙肩弓下方也存在小的间隙。做抬举动作时,肱骨大结节移至肩峰下方,此间隙进一步缩小。冈上肌特别容易受此限制。肩峰前部、喙肩韧带、肩锁关节、喙突(冈上肌出口)的存在使其在各个方向活动空间受到限制。

撞击综合征是肩关节的疼痛性功能受损的表现，由旋转肌腱撞击喙肩弓前方和（或）肩锁关节处的撞击所致。抬举时肩峰前部可以产生肩袖及其下方的滑囊的局限性压迫，内旋时肩袖紧靠喙突。此时产生肩峰下或喙突下撞击。除肩袖外撞击也可累及撞击区域下方的其他结构，例如，肱二头肌肌腱和肩峰下滑囊。

Neer 认为，应区别原发性撞击（出口撞击）和继发性撞击（非出口撞击）。原发性撞击是由机械性狭窄（冈上肌出口）造成的冈上肌刺激所致。原因包括：肩峰先天变异，肩峰前缘获得性骨刺，肩锁关节下方骨赘，外伤后喙突、肩峰及肱骨大结节畸形。继发性撞击（肩峰下综合征）包括喙肩弓下方走行结构的体积增加造成的肩峰下间隙相对缩小。肩袖和滑囊增厚（钙化或慢性滑囊炎），以及肱骨大结节创伤后向上移位是其最常见的原因。

Keyl 认为，肩袖或肱二头肌肌腱撕裂造成的肱骨头降肌功能减退是继发性撞击的主要原因。此时肩袖不能对抗三角肌向上的拉力，肩关节抬高导致肱骨头向上移位产生撞击症状。肩关节不稳时情况同样如此，特别是存在肩关节多向不稳时，肱骨头牵拉紧靠关节囊顶部时产生撞击症状。肩关节功能受限的原因可能是，肌肉瘫痪或无力导致肩胛骨无法参与手臂整体抬高，或肩锁关节分离导致支持结构消失。最后，要牢记后关节囊挛缩的病理性意义。如果屈曲时肱骨头不能向后充分滑动，会增加肩峰前缘的压力，从而产生撞击。

慢性撞击症状可导致三角肌、冈上肌和冈下肌的明显萎缩，以大结节和小结节为止点的肌腱有明显的疼痛，活动范围的末期盂肱关节活动往往受限，主动活动时疼痛较被动活动时明显。

虽然存在疼痛，但患者能够完成抗阻力外展活动，往往提示肌腱退行性变而非撕裂。Neer 撞击注射试验可鉴别肌腱断裂或疼痛引起的外展无力。肌腱断裂时，即使通过麻药浸润肩峰下间隙减轻或消除疼痛，上肢外展仍然无力。

"假性麻痹"患者不能抬高患肢，这一整体征象提示肩袖功能异常。进一步检查明确受损肌腱，鉴于此种情况诱发试验相当有用。需要评估在各种姿势下肩关节抗阻力内旋或外旋情况。无力提示功能受损(如肌腱断裂)，而疼痛往往提示肌腱止点或周围滑囊的炎症。

0°外展试验(启动装置试验)(图 2.12)

▶ **步骤**：患者站立，双臂自然下垂。检查者抓住患者双侧上肢远端 1/3。嘱患者外展上肢以对抗检查者。

▶ **评估**：上肢外展运动由冈上肌和三角肌发起。用力固定上肢时出现外展疼痛，特别是伴有无力时提示肩袖撕裂。

肩袖撕裂时肱骨头向上移位导致的肱骨头偏移使得肩关节外部肌肉功能受损。小的肩袖撕裂可通过功能代偿，肩关节功能受损及疼痛不明显。大的撕裂通常表现为无力和功能丧失。

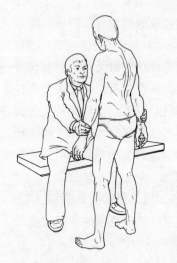

图 2.12　0°外展试验(启动装置试验)。

Jobe 冈上肌试验(倒罐试验)(图 2.13)

▶ **步骤**：患者坐位或站立位。

患者肘关节伸直，肩关节外展 90°，水平面前屈 30°，内旋或外旋上肢。在患者做外展和水平位前屈时,检查者在上臂施加压力。通过肌电图检查显示此试验时冈上肌很大程度上单独运动。重要的是,开始时缓慢施加压力,然后试验中触发疼痛时增加压力。

▶评估:试验诱发剧烈疼痛或患者不能在 90°外展位对抗重力并维持此姿势,称为主动坠臂试验。

内旋动作(拇指向下做倒罐动作)主要评价肩袖上部(冈上肌),外旋动作主要检查肩袖前部(拇指向上-装罐动作)。

45°外展位重复此试验可进一步鉴别检查结果。如果以撞击为主要表现时,试验过程中疼痛不明显,外展有力提示肌腱仍好。如果存在肱二头肌肌腱病变时可能会出现假阳性结果。

试验诱发疼痛或患者无法在 90°外展位对抗重力并维持此姿势,表明冈上肌腱撕裂或肩胛上神经受损。

冈上肌的力量只有在超过 2/3 的肌腱被撕裂时才能完全消失。

麻醉肩胛上神经和腋神经后的研究显示,冈上肌和三角肌作用是使上肢外展(见图 2.11)。在外展上肢的前 20°范围内,冈上肌联合组成肩袖的其他肌肉,将肱骨头压入关节窝内。然后三角肌开始发挥作用。即使冈上肌腱完全断裂,肩关节仍然保留较好的活动范围。只

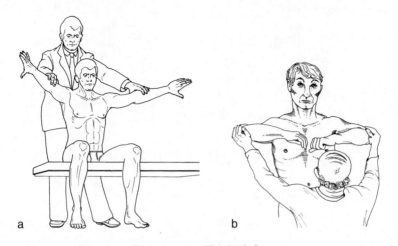

图 2.13　Jobe 冈上肌试验。

有肩关节开始外展或外展达到 90°或以上时才表现出功能不全。

　　肌电图检查显示,上肢在完全内旋位(经典 Jobe 空罐试验:拇指指向地面)或最大外旋位(满罐姿势)时肌电活动无差异。

　　肘关节屈曲而不是伸直时可检查冈上肌肌力。对于患者来说,这一姿势需要更小的支撑力,应力较小,所以疼痛更轻。

肩胛下肌试验(图 2.14)

　　▶步骤:这一试验是反向的 0°外旋(冈下肌)试验。肘关节下垂但不完全贴近躯干, 检查者对比双侧上肢被动外旋和肩关节主动抗阻力内旋,并做出评估。

　　▶评估:与对侧相比,增加被动外旋不引起疼痛和主动内旋无力提示单纯肩胛下肌肌腱撕裂。肩胛下肌撕裂表现为内旋疼痛和无力。力量减退合并轻微疼痛提示存在撕裂。疼痛较重时,很难区分肌腱撕裂和肌腱炎。

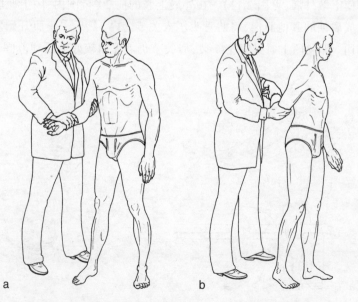

图 2.14　肩胛下肌试验。(a)被动外旋。(b)背后主动内旋。

内旋迟滞征(IRLS)(图 2.15)

▶**步骤**:患者背对检查者,检查者使将患者双臂被动后伸并在背后做次最大强度的内旋。避免最大内旋，以免引起关节囊的弹性反冲。嘱患者保持此姿势。

▶**评估**:如果存在肩胛下肌肌腱撕裂,患者不能主动维持次最大内旋姿势,上肢向背部反冲。这一试验特别适合评估肌腱上半部。

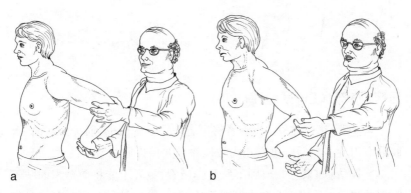

图 2.15　内旋迟滞征。(a)上肢次最大强度内旋。(b)肩胛下肌撕裂时上肢向背部反冲。

Gerber 抬离试验(图 2.16)

▶**步骤**:上肢内旋,嘱患者手背紧贴背部,然后让患者自背部抬起手部。如果患者可完成此动作,检查者应逐渐施加压力对抗患者手部,以测试肩胛下肌肌力。

▶**评估**:如果存在肌腱断裂或肌力减退,患者不能抗阻力主动将手部抬离背部。如果疼痛导致不能完成最大内旋,可采用腹部加压试验。

许多患者存在肱二头肌半脱位同时伴肩胛下肌部分或全层撕裂,因此,当抬离试验阳性时,应考虑肱二头肌肌腱病变的存在。

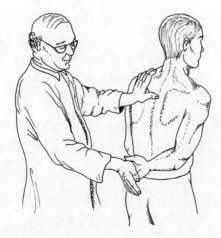

图 2.16　抬离试验。

压腹(腹部加压)试验(图 2.17)

▶步骤:患者站立。检查者将患者前臂置于腹部,肘关节屈曲、上肢最大内旋。然后嘱患者用力按压腹部并保持肘关节向前。

▶评估:如果存在肩胛下肌肌腱撕裂,患者不能将前臂牢固贴于腹部并移位。受背阔肌和大圆肌影响,肘关节向外、向后偏离,同时伴腕关节屈曲。

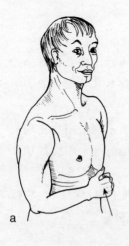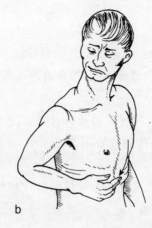

图 2.17　压腹(腹部加压)试验。(a)屈肘将前臂置于腹部。(b)肘关节向外、向后偏离,腕关节屈曲。

a　　　　b

收腹试验(图 2.18)

▶ **步骤**:此试验中,检查者将患者前臂被动置于腹部,完全屈曲、内旋位,腕关节伸直。嘱患者维持姿势。

▶ **评估**:患者不能维持姿势,手向下滑为阳性。除非是单纯肩胛下肌肌腱部分损伤,由于外旋力占优势,试验结果常为阳性。

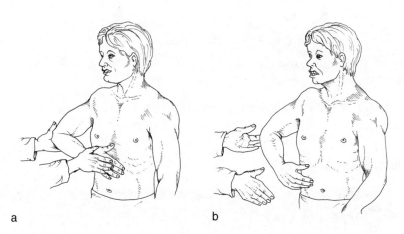

a　　　　　　　　　　　　　b

图 2.18　收腹试验。(a)最大曲臂、内旋。(b)患者不能主动将手贴于腹部。

熊抱试验(图 2.19)

▶ **步骤**:患者将患侧肢体的手掌置于对侧肩部,手指伸展、肘关节指向前方。当患者试图通过主动内旋以维持姿势时,检查者抓住患者腕部,并试着与前臂呈直角,用力外旋上肢,使手部自肩关节上松开。

▶ **评估**:如果存在肩胛下肌肌腱撕裂,特别是上半部撕裂时,不能维持抓握对侧肩部动作。与对侧比较,疼痛和肌力减退提示肌肉功能障碍。

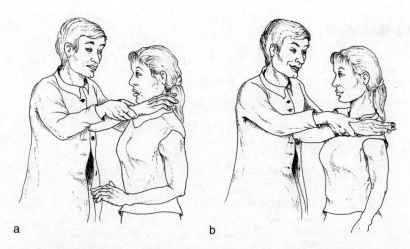

a　　　　　　　　　　　　b

图 2.19　熊抱试验。(a)患侧手置于对侧肩部。(b)患者不能对抗检查者外旋力。

Napoleon 征(图 2.20)

▶**步骤**:检查者嘱患者腕关节伸直,肘关节屈曲,双手用力挤压腹部,同时要求患者肘关节尽力向前。

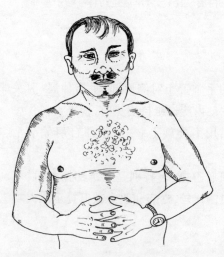

图 2.20　Napoleon 征。

▶**评估**：在肩胛下肌的作用下，肘关节的运动序列通常为前向。肩胛下肌腱断裂时肘关节维持原位。部分患者表现为被动外旋的增加，腕关节同时倾向于屈曲。Burkhart 和 Thereny 根据屈曲程度进行分类。如果腕关节屈曲 90°（阳性），可假定存在肩胛下肌完全断裂。如果腕关节屈曲 30°~60°（中度阳性），通常肌腱上 2/3 撕裂。

0°外旋试验（冈下肌试验）（图 2.21）

▶**步骤**：试验时患者坐位或站立位。

最好进行双侧对比试验。患者上肢下垂放松，肘关节屈曲 90°，但肢体不要太靠近躯干。检查者将手掌置于患者手背并嘱患者双前臂抗阻力外旋。

▶**评估**：疼痛或外旋无力提示冈下肌病变（外旋肌）。因为冈下肌撕裂通常无疼痛，旋转无力提示此肌肉撕裂。也可在肩关节外展 90°和屈曲 30°消除三角肌影响后进行此试验。

导致肩胛下肌萎缩最常见的病因是肌腱撕裂和压迫导致的肩胛上神经冈下支损伤（滑膜囊肿、外生骨疣）或牵拉伤（过头运动者，例

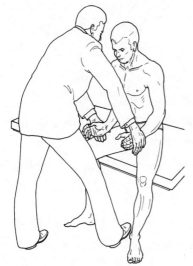

图 2.21　0°外旋试验（冈下肌试验）。

如,排球运动员)。

外旋迟滞征(ERLS)(图 2.22)

▶**步骤:**患者坐位背对检查者,检查者持患者上肢做外展 20°,肘关节屈曲 90°被动次最大外旋(非最大外旋,避免关节囊的影响)。嘱患者维持这一外旋姿势。

此试验也可在上肢外展 90°重复进行,此特异性试验用于检查冈下肌和小圆肌。

▶**评估:**如果患者上肢不能维持这一被动摆放的位置(次最大外旋,轻度外展)并恢复至内旋姿势,则提示冈上肌腱病变。如果不能维持 90°外展,对于小圆肌病变高度敏感。

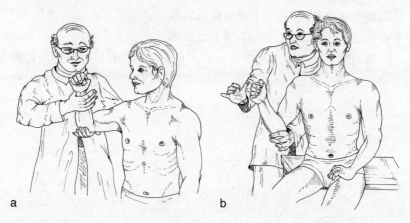

a　　　　b

图 2.22　外旋迟滞征。(a)肩关节外展 20°或 90°,次最大外旋。(b)放松后,上肢恢复内旋。

外展外旋试验(Patte 试验)(图 2.23)

▶**步骤:**将上肢外展 90°屈曲 30°,以中和三角肌在外旋时的作用。继而患者上肢外旋并对抗检查者手部阻力。

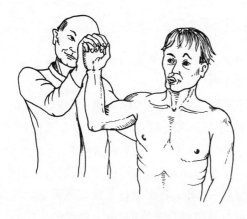

图 2.23 外展外旋试验。

▶ **评估**:上肢外展位不能主动完成外旋提示明显冈下肌腱断裂。45°外展外旋主要测试小圆肌。

非特异性冈上肌试验(图 2.24)

▶ **步骤**:患者坐位上肢外展 90°,检查者将手置于患者前臂。嘱患者进一步外展上肢并对抗检查者手部阻力。

▶ **评估**:进一步外展无力和(或)疼痛提示冈上肌肌腱病变。

▶ **注意**:进一步外展有时伴有肩锁关节疼痛。

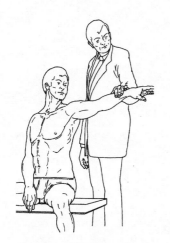

图 2.24 非特异性冈上肌试验。

坠臂试验(图 2.25)

▶**步骤**:患者坐位,上肢伸展,被动外展 90°。检查者嘱患者无辅助维持上肢姿势然后缓慢放低上肢。

▶**评估**:若患者无力维持上肢姿势,伴或不伴疼痛,上肢突然坠落提示肩袖损伤。更多情况下,这是由冈上肌无力引起的。如为假性麻痹,则患者不能抬高患肢。这一整体的征象提示肩袖异常。

坠臂试验阳性也可由神经系统原因所致,如肩胛下神经损伤,因此患肢必须进行全面的神经检查。肩胛上神经走行与分布见图 2.26。

如冈上肌病变是由慢性退行性变过程造成的,由于肌肉的代偿,特别是三角肌代偿,坠臂试验可能表现为假阴性。

Walch/号手征(图 2.27)

▶**步骤**:嘱患者患侧手接触唇。

▶**评估**:如果两处外旋肌(冈下肌和小圆肌)完全性失能,上肢倾向于内旋,患者必须将肘关节抬到高于手的位置。

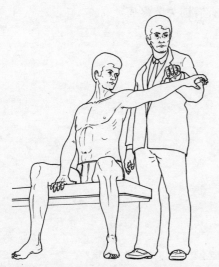

图 2.25　坠臂试验。

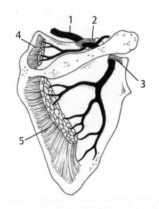

图2.26　肩胛上神经走行与分布。

1.肩胛上神经。

2.肩胛上横韧带。

3.肩胛下横韧带（肩胛冈关节炎韧带）。

4.冈上肌。

5.冈下肌。

要使手接触唇，患者首先抬高患肢至90°外展。在此位置，前臂内旋，然后手才能接触到唇。

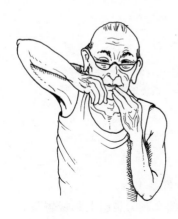

图2.27　Walch/号手征。

Apley 抓挠试验(图 2.28)

▶ **步骤**：嘱患者示指触摸对侧肩胛骨内缘上部。

▶ **评估**：因为外展、外旋活动受限，导致肩袖处疼痛且无法触及肩胛骨提示肩袖病变（冈上肌受累可能性最大）。鉴别诊断需考虑盂肱关节和肩锁关节骨性关节炎及关节囊纤维化。

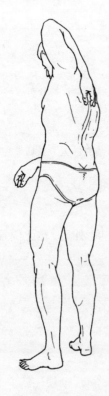

图 2.28 Apley 抓挠试验。

疼痛弧▌(图 2.29)

▶ **步骤**:休息体位沿躯干被动和主动外展上肢。

▶ **评估**:60°~120°外展时出现疼痛(图 2.29b)是冈上肌腱病变的表现,在这一运动范围内肱骨大结节与肩峰发生撞击(肩峰下撞击)。与此相反,肩锁关节疾病引起的疼痛只发生在外展 140°~180°之间。外展大于 120°时疼痛消失。

在评价主、被动活动范围过程中,患者外展时经常通过外旋上肢避免疼痛弧的发生。这使得肩峰和病变肩袖间的间隙增大,避免外展 60°~120°间发生撞击。

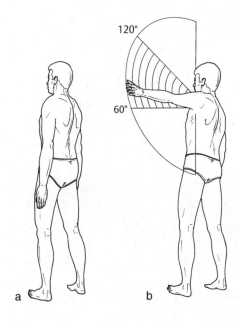

图 2.29　疼痛弧Ⅰ。(a)起始姿势。(b)60°~120°疼痛性活动。

　　除了肩袖完全性和不完全性损伤外,滑囊炎、肩胛胸壁关节运动障碍、肩峰边缘畸形、偶发的肩锁关节骨性关节引起的肿胀和炎症均可引起疼痛弧范围内的撞击。

Neer 撞击征(图 2.30)

　　▶**步骤**:检查者一手固定肩胛骨,另一手向前、向上、横向推移(向内)上肢至肩胛骨平面。

　　▶**评估**:如果存在撞击症状,病变部位的肩峰下压迫或肩峰前下缘的撞击将产生剧烈活动性疼痛。

　　此试验为非特异性试验。导致试验阳性的其他因素包括：滑囊炎、肩关节活动受限、肩关节前方不稳、钙化行肌腱炎、骨肿瘤和肩袖损伤。

　　如果上肢外旋时试验阳性,可能是肩锁关节异常所致。

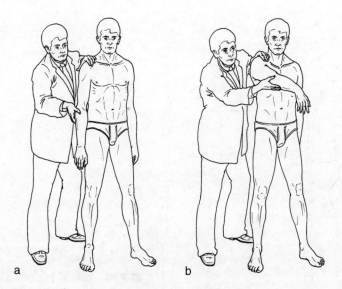

图 2.30　Neer 撞击征。(a)起始姿势。(b)伸直上肢,用力向前屈曲并内收。

内旋抗阻力试验(IRRST)(图 2.31)

作为阳性撞击试验的补充，此试验用于鉴别传统意义上的出口撞击和关节内病变引起的非出口撞击。

▶ **步骤:**检查者站于患者背后,患者将上肢置于外展 90°,外旋 80°肘关节屈曲位,嘱患者首先用力内旋然后外旋对抗检查者手部阻力。

▶ **评估:** 如果患者撞击征阳性并且内旋力量较外旋力量明显减退,试验为阳性,提示非出口撞击。如果患者外旋无力,提示为典型的出口撞击。

▶ **注意:**典型出口撞击(原发撞击)定义为肩峰下骨刺或增生性肩锁关节炎导致的真性狭窄。

非出口撞击(继发性撞击)定义为肩峰下组织容积增加造成的功能性狭窄。一般源于炎症或创伤后。

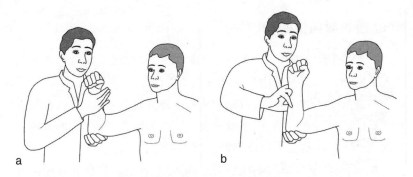

a　　　　　　　　　　　　b

图 2.31　内旋抗阻力试验(IRRST)。

Hawkins–Kennedy 撞击试验(图 2.32)

▶ **步骤**:患者肩关节前屈 90°,肘关节屈曲 90°,检查者用力被动内旋肩关节。

▶ **评估**:疼痛提示冈上肌腱炎或钙化,或肩峰前缘病变造成的继发性撞击。

撞击征阳性时, 大节结撞击或冈上肌腱受压导致活动时剧烈疼痛。上肢进一步内收时表现为喙突撞击,冈上肌腱与喙突间也会存在撞击。

Jobe 介绍了另一种撞击试验,内收外旋上肢,主要使冈上肌腱后半部挤入喙肩弓下。

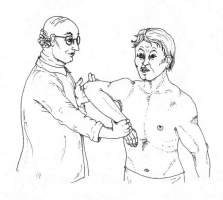

图 2.32　Hawkins–Kennedy 撞击试验。

Neer 撞击封闭试验(图 2.33)

▶**步骤:**无菌条件下,麻醉肩峰前缘下方(肩峰下间隙),最好是在关节囊内。必要时应用局麻药和皮质类固醇。

为使肩峰下间隙开放,嘱患者放松上肢并自然下垂。只有在患者充分放松的情况下,上肢的重量才能使肩峰下间隙开放。注射完成后再次测试主动活动范围和疼痛诱发试验并进行评估。

▶**注意:**注射完成后必须留观一段时间,以及时发现并治疗医源性心脑血管反应。必须提醒患者肩关节可能会出现暂时性疼痛及注射后疼痛造成的肩关节活动受限。另外会出现注射后肩关节无菌性、炎性变化,特别是注射类固醇后。

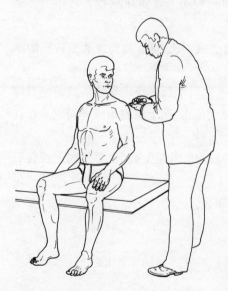

图 2.33　Neer 撞击封闭试验。

肩锁关节

锁骨的肩峰端与肩峰相关节,肩锁韧带加强此关节囊,另一强壮的韧带连接肩胛骨和锁骨——喙肩韧带,喙肩韧带起于喙突,止于锁骨前方。

肩锁关节疾病最明显的体征是双侧肩锁关节相比较不对称（例如，无症状性关节炎、创伤、肿瘤、感染、滑膜囊肿）。肩锁关节骨性关节炎可导致疼痛及肩峰下间隙的狭窄。肩关节除了活动性疼痛外还可出现触痛，触诊可发现骨性关节边缘的增厚。大部分的肩锁关节骨性关节炎无症状，无治疗指征。

肩锁关节疾病产生的症状可同颈椎病（向下经三角肌至肩关节上方放射痛）、盂唇上缘和后缘病变（SLAP）或肩袖撕裂相似。

肩锁关节囊韧带损伤较为常见，Rockwood 将肩锁关节损伤分为以下 6 级。

- 1 级：肩锁关节挫伤。
- 2 级：肩锁韧带和喙锁韧带部分损伤伴肩锁关节半脱位。
- 3 级：肩锁韧带和喙锁韧带完全损伤，肩锁关节脱位。
- 4 级：肩锁韧带、喙锁韧带和三角肌、斜方肌筋膜完全损伤，肩锁关节脱位，锁骨向后移位至斜方肌内。
- 5 级：肩锁韧带、喙锁韧带和三角肌、斜方肌筋膜完全损伤，肩锁关节脱位，锁骨向上移位至少超过两个锁骨宽度。
- 6 级：肩锁韧带、喙锁韧带和三角肌、斜方肌筋膜完全损伤，肩锁关节脱位，锁骨向下移位至喙突下方。

疼痛弧 II（图 2.34）

▶ **步骤**：患者上肢沿躯干自休息位被动和主动外展。

▶ **评估**：肩锁关节疼痛发生在外展 140°~180°之间。增加外展导致关节压力和扭转力一并增加（相比较撞击综合征和肩袖损伤而言，其疼痛发生的范围为 70°~120°）。

臂下垂强制内收试验（图 2.35）

▶ **步骤**：检查者一手握住患者患侧上臂，另一只手置于对侧肩部并固定肩胛带。检查者对抗患者阻力将患肢在患者背后强制内收。

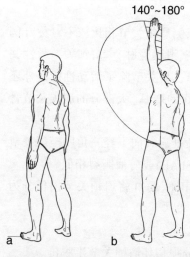

图 2.34　疼痛弧 Ⅱ 。(a)起始位。(b)
外展 140°~180°之间疼痛(肩锁关节骨
性关节炎征象)。

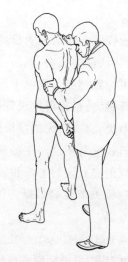

图 2.35　臂下垂强制内收试验。

　　▶ 评估：肩关节前方的疼痛提示肩锁关节疾病或肩峰下撞击。
(局麻药封闭后症状消失或改善,提示疼痛是由肩锁关节导致的)。

锁骨活动度试验(图 2.36)

　　▶ 步骤：检查者两指捏住患者锁骨外端并向各方向活动。
　　▶ 评估：锁骨外侧端活动度增加,伴或不伴疼痛均提示肩锁关节
不稳。单纯骨性关节炎时可有周围触痛和活动痛。喙锁韧带断裂导致
肩锁关节分离时伴有"琴键"征,锁骨外端半脱位主要由颈部肌肉牵
拉所致,向下按压时有弹性阻力。

Dugas 试验(图 2.37)

　　▶ 步骤：患者坐位或站立,患肢屈曲 90°,手部触摸对侧肩部。
　　▶ 评估：肩锁关节疼痛提示关节疾病(骨性关节炎、不稳、关节盘

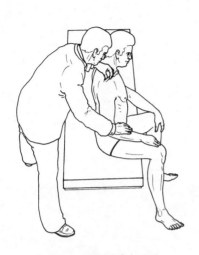

图 2.36 锁骨活动度试验。

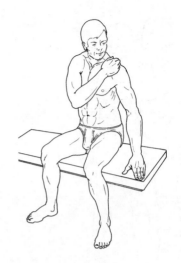

图 2.37 Dugas 试验。

损伤或感染)。其与肩峰下位置接近,因此必须鉴别排除肩峰下撞击。

跨身内收应力试验(图 2.38)

▶ **步骤**:患者将患侧上肢外展 90°后,强制跨过胸部向对侧内收。

▶ **评估**:肩锁关节处疼痛提示关节病变、前方撞击或肩胛上神经卡压征(局麻药封闭后疼痛消失提示关节疾病)。

▶ **注意**:冈上窝内和肩胛骨后外侧肩胛骨上缘钝性、深在的疼痛并向上肢放射,可能是由肩胛骨向远端移位造成的肩胛上神经在肩胛横韧带处受压所致(Thomson 和 Kopell 水平屈曲试验)。

肩锁关节封闭试验

▶ **步骤**:肩锁关节近端前路注射局麻药物,如利多卡因(有指征的选用皮质类固醇)。必须在无菌条件下进行注射。大的骨赘、关节炎或关节盘有缺陷时,由于肩锁关节解剖间隙狭窄使得注射难以操作。

▶ **评估**:如果封闭使局部疼痛缓解,至少是暂时性的,提示肩锁

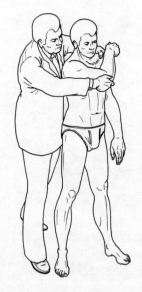

图 2.38　跨身内收应力试验。

关节存在病变。为证实诊断,推荐麻醉状态下进行引起最大疼痛的体格检查,例如,跨身内收应力试验或疼痛弧试验。

肱二头肌长头腱

　　肱二头肌长头腱断裂表现为肱二头肌肌腹向远端移位并膨出。肌腱的关节内部分与喙肩弓解剖位置接近,使其在肩峰下间隙内易于产生退行性变。肩袖撕裂常合并肱二头肌长头腱断裂。

　　肱二头肌长头腱孤立性炎症(肱二头肌腱鞘炎)相对少见。在年轻患者中,可见于网球运动或投掷伤。肱二头肌长头腱在结节间沟内的半脱位通常难以发现。然而一些特异性试验可用于诊断肱二头肌肌腱损伤,这种损伤的典型表现不是肌腹向远端移位,而是肌肉收缩不全和(或)肌腱撕裂的声音。

非特异性肱二头肌肌腱试验(图 2.39)

　　▶**步骤:**患者屈肘 90°维持臂外展旋转中立位。检查者一手固定患者肘关节,另一手掌根部置于前臂远端。嘱患者抗检查者阻力外旋上肢。

▶ **评估**:肱骨结节间沟或止点处疼痛提示肌腱疾病。

肩关节前外侧疼痛常提示肩袖疾病,特别是冈下肌腱。

Abbott−Saunders 试验(图 2.40)

提示肱二头肌长头腱在肱骨结节间沟内半脱位。

▶ **步骤**:患者上肢外旋、外展 120°,逐渐增加内旋。检查者将上肢缓慢放低。检查者一手持患肢做引导动作,另一手置于肩部并用示、中指触摸肱骨结节间沟。

▶ **评估**:肱二头肌沟处疼痛或可听到的弹响声提示肱二头肌肌腱异常(半脱位征)。炎性滑囊(喙突下或肩胛下滑囊)也可产生响声。

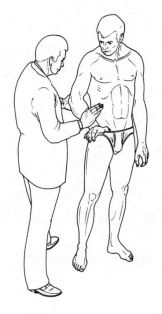

图 2.39　非特异性肱二头肌肌腱试验。

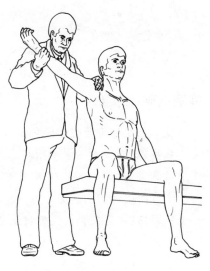

图 2.40　Abbott−Saunders 试验。

平举试验(肱二头肌速率或直臂试验)(图 2.41)

▶ **步骤**:患者手臂旋后,外展 90°,水平面前屈 30°。患者试图维持此位置或继续外展和内旋上肢以对抗检查者手部向下的压力。

▶ **评估**:左右外展肌力存在差异伴有肱骨结节间沟处疼痛提示腱鞘炎或半脱位。

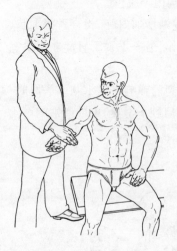

图 2.41 平举试验。

弹响试验(图 2.42)

肱二头肌长头肌腱半脱位试验方法。

▶ **步骤**:检查者一手中指和示指触诊肱骨结节间沟,另一只手抓住患者腕关节(外展 80°~90°,肘关节屈曲 90°),被动旋转肩关节,先向一个方向旋转然后转另一方向旋转。

▶ **评估**:肱二头肌长头腱自结节间沟半脱位时可触及弹跳感。

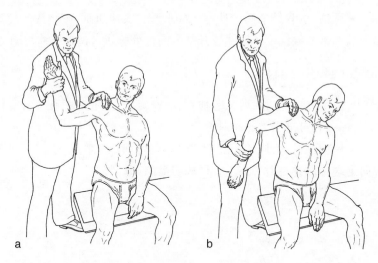

图 2.42　弹响试验。(a)外旋。(b)内旋。

Yergason 试验（图 2.43）

肱二头肌长头腱功能试验。

▶**步骤**：患者手臂位于体侧，屈肘 90°。检查者像握手一样，一手抓患者手部，另一手固定患者肘关节。嘱患者前臂抗阻力旋后，使肱二头肌长头肌腱单独处于紧张状态。

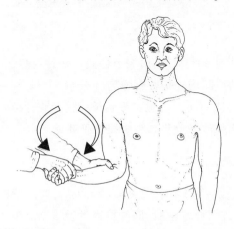

图 2.43　Yergason 试验。

▶**评估**:肱骨结节间沟处疼痛提示肱二头肌肌腱、腱鞘或经过横韧带的韧带连接病变。同在肱骨结节间沟处施压可诱发疼痛加剧。

Hueter 征(图 2.44)

▶**步骤**:患者坐位,肘关节伸直,前臂旋后。检查者抓住患者前臂后方,嘱患者对抗阻力屈曲肘关节。

▶**评估**:肱二头肌长头腱断裂时随着臂部肌肉收缩,肱二头肌肌腹向远端移位并在肘关节上方形成明显的"球型"。

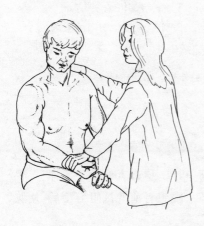

图 2.44　Hueter 征。

肱骨横韧带试验(图 2.45)

▶**步骤**:患者坐位,上肢外展 90°、内旋,肘关节伸直。保持姿势,检查者外旋患肢并触摸肱骨结节间沟处是否有弹响。

▶**评估**:韧带功能不全时,这一动作使肱二头肌长头腱自肱骨结节间沟内自发脱位。疼痛但无脱位提示肱二头肌长头肌腱炎。

Ludington 试验(图 2.46)

▶**步骤**:患者坐位或站立位,将双手手指交叉置于头后,此位置放松双臂。嘱患者交替放松、收缩肱二头肌,同时检查者触诊肱二头

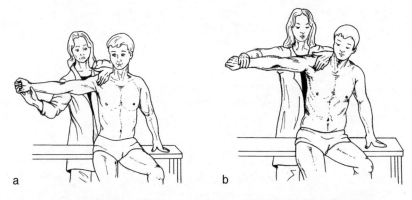

图 2.45　肱骨横韧带试验。(a)起始位。(b)内旋触诊肱二头肌肌腱。

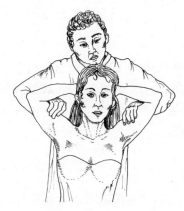

图 2.46　Ludington 试验。

肌长头腱。

▶ **评估**:双侧对比,检查者如发现触痛或肌腱半脱位,提示肌腱不稳、肌腱炎或横韧带缺陷。

Lippman 试验(图 2.47)

▶ **步骤**:患者坐位或站立位,检查者抓患者上肢并屈曲 90°。检查者距盂肱关节 9cm 结节间沟处触摸肱二头肌肌腱,并试图前后移动肌腱。

▶ **评估**:检查过程中患者感到沿肌腱走行的疼痛为阳性。

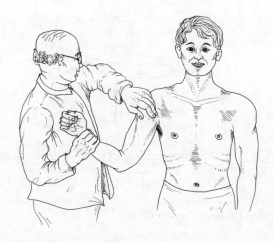

图 2.47　Lippman 试验。

SLAP 损伤(上盂唇前后部损伤)

　　与半月板相似,盂唇是纤维软骨构成的环,可扩大关节表面积并加深关节盂。肱二头肌长头腱与盂唇上方结构形成集成单元。肩关节伸展、轻度前屈、臂外展位坠落、外旋外展位创伤和快速投掷动作造成的轻微创伤均可造成上盂唇前后部损伤。

　　常伴有肩袖撕裂和 Bankart 损伤。

　　Snyder 将 SLAP 损伤分为以下 4 种。

　　■ Ⅰ型:盂唇边缘退行性变,肱二头肌肌腱附丽或盂唇完整(11%)。

　　■ Ⅱ型:肱二头肌肌腱自盂上结节撕裂(41%),肱二头肌肌腱和盂唇一同撕裂。

　　■ Ⅲ型:上盂唇桶柄样撕裂,肱二头肌肌腱附丽完整(33%)。

　　■ Ⅳ型:上盂唇桶柄样撕裂,肱二头肌肌腱附丽受累(15%)。

O'Brien 主动加压试验(图 2.48)

评估 SLAP 损伤。

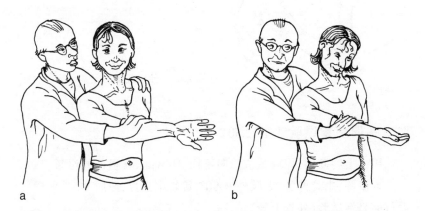

图 2.48　O'Brien 主动减压试验。(a)伸肘、10°外展、90°前屈、最大内旋。(b)伸肘、10°外展、90°前屈、最大外旋。

▶**步骤**:患者站立位,伸肘,上肢前屈 90°、外展 10°、最大内旋移动(拇指朝下)。检查者对抗患者阻力将上肢向下按压。最大外旋位重复此试验。

▶**评估**:第一步试验引起疼痛,旋后(最大外旋)时疼痛缓解或消失为试验阳性。探究疼痛的明确部位至关重要,因为肩锁关节疾病时 O'Brien 试验也表现为阳性。患者主诉肩关节内疼痛提示 SLAP 损伤,肩锁关节上方疼痛可能是肩锁关节骨性关节炎。

伸展试验(图 2.49)

▶**步骤/评估**:肩关节被动后伸、伸直肘关节,检查者将前臂旋前,可引起三角肌前方沿肱二头肌肌腱走行的疼痛。患者由于疼痛试图主动将前臂旋后并屈曲肘关节、前屈肩关节。

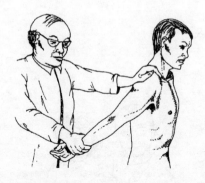

图 2.49 伸展试验。

肱二头肌负重试验 1(图 2.50)

用于上唇撕裂，伴肩关节前向不稳，伴 Bankart 损伤的诊断。

▶步骤：患者仰卧，上肢外展 90°，旋转中立位，屈肘 90°。前臂旋后行前恐惧试验(外旋上肢)。

如感觉到不稳或肩前出现疼痛，停止旋前。嘱患者主动屈曲肘关节抗检查者的阻力将手向面部移动。

操作过程中询问患者不稳定感是否改善、无变化或加重。

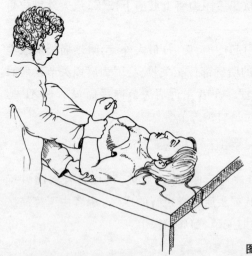

图 2.50 肱二头肌负重试验 1。

▶ **评估**：如果疼痛或不稳定感改善，可排除 SLAP 损伤，如症状无改善或加重怀疑 SLAP 损伤。检查者注意试验过程中前臂旋后。另外检查者应与患者保持同一水平面。

肱二头肌负重试验 2（图 2.51）

与肩关节不稳无关的孤立性 SLAP 损伤试验。

▶ **步骤**：患者卧位，上肢外展 120°。上肢最大限度外旋，屈肘 90°，前臂旋后。嘱患者进一步屈曲肘关节，并试图对抗检查者阻力将手向头部移动。

▶ **评估**：如试验诱发肩关节深部或沿关节处疼痛，则怀疑存在 SLAP 损伤。

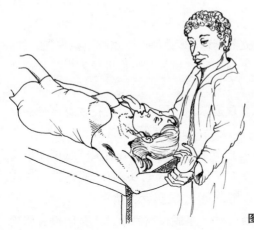

图 2.51　肱二头肌负重试验 2。

Habermeyer 仰卧屈曲抗阻力试验（图 2.52）

用于评估上唇–肱二头肌肌腱复合体的病变。

▶ **步骤**：患者仰卧，双臂最大限度过头上举，使上肢贴于检查床面、手掌向上。检查者站于被检查者的肩关节一侧，并在肘关节下方抓住上肢。嘱患者抗阻力抬高上肢。

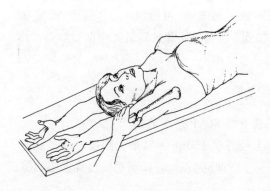

图 2.52　Habermeyer 仰卧屈曲抗阻力试验。

▶ **评估:**上肢抗阻力前屈(投掷动作)的牵拉引起肩关节深部或后关节线处疼痛必须考虑 SLAP 损伤。

肩关节不稳

肩关节囊太松导致肩关节不稳。多数情况下这种不稳为先天性、广泛韧带松弛导致双侧多方向不稳。肩关节不稳可导致肩关节慢性疼痛。

肩关节半脱位的临床表现通常诊断困难,患者往往对自身症状的描述模糊不清。

Neer 认为,肩关节不稳患者不可避免地伴有肩关节过度使用病史(如竞技运动)、反复轻微外伤史(如上举过头动作)或韧带广泛松弛。年轻运动员与不活动人群均可受累,男女无差别。

从半脱位到脱位是连续性的。半脱位与完全性脱位间没有明确的界定点。对于自发关节不稳的患者则另当别论。

鉴别诊断必须考虑撞击综合征、肩袖撕裂、肩锁关节骨性关节炎和颈椎症状。存在疑虑时,需要对疼痛的点进行局部封闭。

广泛性韧带松弛表现为其他关节活动增加,特别是肘关节过伸或前臂伸直时第一掌指关节反曲。

通过各种相对特异性的检查,检查者比较容易做出明确诊断。

怀疑肩关节不稳时,评估患者肩关节活动范围至关重要。在内收和外展 90°位检查旋转活动。前方不稳的首要表现为内收和外展位外旋功能受限。肩胛骨平面的屈曲和外展动作一般不受限制。

　　前、后抽屉试验可用于确定不稳程度(移位)。Hawkins 根据移位程度将其分为 4 级(图 2.53)。

■ 0 级：肱骨头无移位(松弛度正常)。

■ 1 级：肱骨头向关节盂上方轻度移位。

■ 2 级：肱骨头移位超过关节盂边缘,但可自行复位。

■ 3 级：完全脱位不能自行复位。

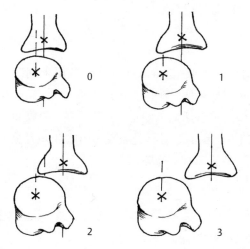

图 2.53　Hawkins 分级。

　　所有的脱位试验过程中,询问患者两个问题至关重要：

1.是否感觉移位增加？

2.日常生活中这一感觉是否一直存在(例如,运动或工作时)？

　　Gerber 分型(表 2.1)的 6 种肩关节不稳各有不同,以更好地适应临床应用。Gerber 和 Nyfeller 这一分型以鉴别统计学不稳(A 型)、动态不稳(B 型)及自发脱位(C 型)。

　　检查时必须左右对比, 以明确试验过程中的不稳是有临床症状

表 2.1　Gerber 肩关节不稳分型(1997)

类型	描述
I	慢性脱位
II	单向不稳不伴过度松弛
III	单向不稳伴多向过度松弛
IV	多向不稳不伴过度松弛
V	多向不稳伴多方向过度松弛
VI	单向或多向自发脱位

还是与临床无关的个体生理性的过度松弛。

挤压试验(图 2.54)

▶**步骤/评估**：患者被动抬高患肢，检查者在其活动范围末期向后施加压力，肱二头肌肌腱在肩峰和肱骨头间受压产生疼痛。

怀疑肩关节不稳时，评估肩关节活动范围是至关重要的。内收和外展 90°检查肩关节旋转。前方不稳的患者首先表现为内收和外展位外旋活动受限。肩胛骨前屈、外展通常不受限制。

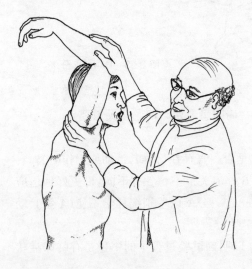

图 2.54　挤压试验。

前恐惧试验 (图 2.55)

检查肩关节不稳。

▶**步骤**:患者坐位开始检查。检查者一手经周围软组织触诊肱骨头,另一只手引导患者上肢。检查者被动外展患者肩关节、屈曲肘关节,使肩关节最大外旋并维持此姿势。分别在 60°、90° 和 120° 外展时评估盂肱关节上、中、下部韧带。通过手的引导,检查者向前、向下方施加压力。

仰卧位试验可以增加肌肉松弛程度。患者以床沿为支点仰卧。此位置不同方向外旋和外展位诱发恐惧试验。可与健侧肩关节进行对比。

▶**评估**:肩关节前方疼痛伴反射性肌肉紧张是前方不稳定表现。患者惧怕关节将要脱位,由于疼痛患者试图避免检查者的活动。

即使没有疼痛,单纯肩关节前方肌肉(胸肌)的紧张也可提示肩关节不稳。

患者仰卧位时可增加恐惧试验的特异性。在引起恐惧的位置,检查者对肱骨头施加向后移位的压力,可使疼痛或惧怕脱位的感觉突然减轻(肱骨头复位到关节内,肩关节外旋增加,即 Jobe 复位试验)

恐惧试验的后期,去除向后压力导致疼痛加重并再次出现恐惧现象(释放试验)。

▶**注意**:试验过程中患者主诉突然出现患肢刺痛或随后出现上肢瘫痪无力症状,称之为"死臂征"。由半脱位的肱骨头将压力传导至臂丛所致。

肩关节外展 45° 主要评估盂肱中韧带和肩胛下肌腱。外展 ≥90° 时肩胛下肌的作用被中和,此时主要评估盂肱下韧带。

试验必须轻柔、缓慢,以防肱骨头脱位的风险。

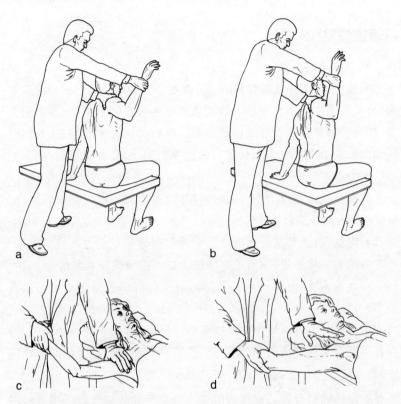

图 2.55　前恐惧试验。(a)起始位。(b)试验姿势。(c)仰卧位,对肱骨头施加向后压力(疼痛缓解);复位试验。(d)去除向后压力(疼痛加剧);释放试验。

支点试验(图 2.56)

▶**步骤**:患者仰卧,上肢外展、外旋,肘关节屈曲。检查者自后方加压使肱骨头向前方脱位。

检查外展 60°、90°、120°肩关节稳定性。

▶**评估**:肩关节前方不稳的患者,由于肱骨头向前方移动超过盂唇,有潜在脱位的可能,患者表现为回避动作。

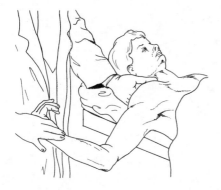

图 2.56　支点试验。

投掷试验(图 2.57)

▶**步骤/评估**:试验时,患者对检查者阻力行快速投掷动作。此试验可显示投掷动作中出现的前方半脱位。

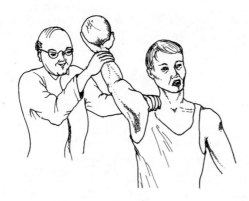

图 2.57　投掷试验。

Leffert 试验(图 2.58)

▶**步骤/评估**:Leffert 试验可用于量化抽屉现象。患者坐位,检查者俯视其肩关节(头尾像),检查者将患者肱骨头向前脱位。检查者示指与中指的相对关系显示肱骨头前脱位的程度。

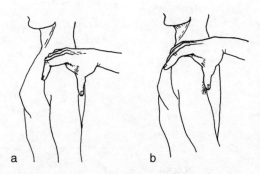

a   b

图 2.58　Leffert 试验。(a)起始姿势。(b)示指向前移位。

负重和移动试验(抽屉试验)(图 2.59)

▶ **步骤**:患者坐位。检查者站于患者身后。抬起右肩,检查者左手抓住患者肩部以固定锁骨和肩胛骨上部,右手前后移动肱骨头。

▶ **评估**:肱骨头明显的前后移位伴或不伴疼痛均提示肩关节不稳。

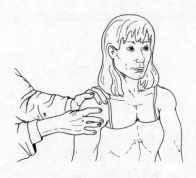

图 2.59　负重和移动试验。

后恐惧试验(后方移动和负重试验)(图 2.60)

▶ **步骤**:患者仰卧,检查者一手置于患者肩胛骨后方,另一手抓住肘关节。外展、水平屈曲、内旋上肢,检查者沿上臂纵轴向后施压,试图诱发肩关节后脱位。

▶ **评估**:关节囊韧带足够松弛时,肱骨头发生后脱位,伴疼痛。

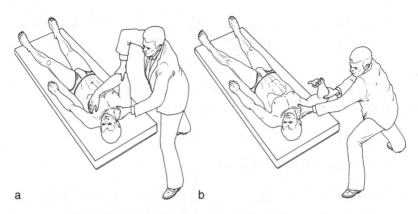

图 2.60　后恐惧试验。(a)起始姿势。(b)复位手法。

维持肱骨头轴向加压,增加外展并牵引上肢,之前半脱位的肱骨头可重新复位,并可触及和听到响声。(注意:此试验有急性脱位的风险!)

Gerber–Ganz 前抽屉试验(图 2.61)

▶步骤:患者仰卧,患侧肩关节轻度突出于检查床边沿。患肩维持 80°~120°外展,0°~20°屈曲,0°~30°外旋, 尽可能放松至无疼痛为

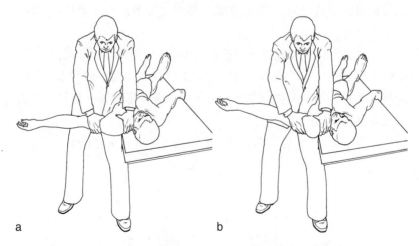

图 2.61　Gerber–Ganz 前抽屉试验。(a)起始姿势。(b)脱位手法。

度。检查者左手固定肩胛骨(示指、中指置于肩胛冈，拇指置于喙突)，右手握紧上臂远端并向前方牵拉 (同检查膝关节前向不稳的Lachman 试验)。

▶ **评估**：被固定的肩胛骨和向前移位的肱骨头之间的相对运动作为前向不稳的判断，并评估不稳的程度。

有时候可听到响声，提示前盂唇缺损。

Gerber–Ganz 后抽屉试验(图 2.62)

▶ **步骤**：患者仰卧，检查者一手引导肱骨头。拇指置于肱骨头前方，其他手指置于肩胛冈、肱骨头后方，必要时置于肩胛冈和肩胛盂后方，另一只手握患肢使其前屈 90°、水平伸展 20°~30°。检查者拇指自前方按压肱骨头，同时将上肢水平屈曲，在轻度外旋位向后施加轴向压力。

▶ **评估**：关节囊韧带充分松弛的情况下，这一试验可诱发后抽屉运动(肱骨头向后半脱位或脱位)。水平伸展、轻度外旋上肢，手指对肱骨头后方施加自后向前的压力足以使肱骨头复位。伴有弹响声时必须鉴别是否存在前方半脱位。示指置于肩胛盂后方，拇指对肱骨头施加自前向后的压力，以评估肱骨头相对于关节窝的运动情况，这一点至关重要。

患者也可以坐位进行此项检查。患者放松姿势并轻度前倾，双臂于躯干旁自然下垂。检查者将拇指置于肩胛冈或置于肩胛盂后自前方抓住肱骨头。关节囊韧带充分松弛的情况下手指施加旋转和压力可诱发肱骨头向后半脱位。

后方不稳时，肱骨头向后移位的距离可达肱骨头直径的一半。

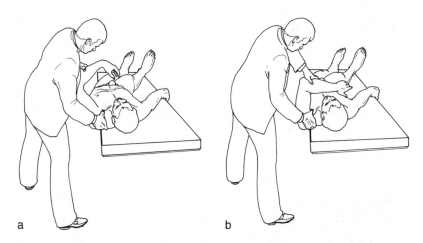

图 2.62　Gerber-Ganz 后抽屉试验。(a)起始姿势。(b)脱位手法。

Jerk 试验(图 2.63)

▶**步骤**:患者站立或坐位。检查者将患肢肩关节外展 90°,肘关节屈曲 90°,另一手自后方固定肩胛带。在此位置上,检查者通过增加内旋和外展同时施加轴向压力诱发后抽屉征(半脱位)。

▶**评估**:如存在后方不稳,沿肱骨头长轴的后旋推力及缓慢增加

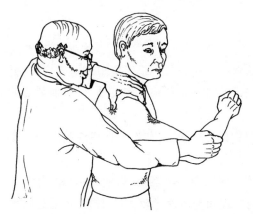

图 2.63　Jerk 试验。

外展可使盂肱关节向后半脱位。在水平面上,上肢水平外展 20°~30° 时可触及肱骨头复位发出的"急促"或"沉闷"的"撞击"。

Fukuda 试验(图 2.64)

▶ **步骤/评估**:Fukuda 试验引起被动后抽屉征。患者坐位,检查者将拇指置于双侧肩胛冈,其余手指置于肱骨头前方并向后施压诱发后抽屉运动。最好双侧同时进行,以更好进行对比。

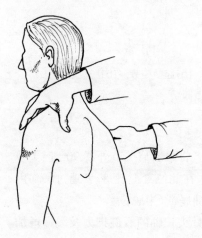

图 2.64　Fukuda 试验。

沟槽征(图 2.65)

用于检查多向不稳。

▶ **步骤**:患者坐位或站立位。检查者一手固定患者对侧肩部,另一手向远端牵拉放松状态下的患肢。最好抓住肘关节,同时肘关节处于轻度屈曲状态。

▶ **评估**:肩关节不稳伴肱骨头远端移位时,可在肩峰前方产生明显的凹陷(沟槽征)。

沟槽征的临床评估分级用毫米表示。然而,以前向不稳的分级为参考的情况下,这种不稳的生理和个体差异较大。沟槽征可通过测量

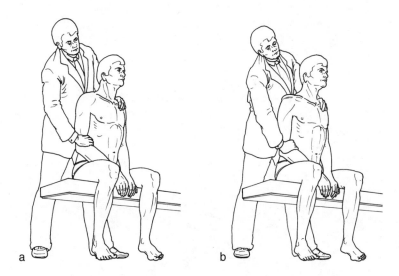

图 2.65　沟槽征。(a)起始姿势。(b)远端牵拉上肢伴沟槽征。

肩峰前缘和肱骨头的距离进行分级。Ⅱ/Ⅲ级的移位距离为 2~3cm，Ⅲ级提示存在多向不稳。

检查者也可将患肢托举至外展 90°试验。在上肢近端 1/3 上方施加压力可诱发肱骨头向远端半脱位，这可在肩峰下方产生明显的塌陷。

除了中立位沟槽试验，建议进行外旋和内旋位沟槽试验。外旋位时，前方移位增加提示肩袖延长。当上肢内旋时沟槽征阳性提示后关节囊松弛。

Gagey 过度外展试验 (图 2.66)

检查关节囊下部过度松弛。

▶ **步骤**：患者坐位，检查者站于患者身后，一手固定肩胛骨，另一手被动外展盂肱关节至肩胛骨水平。

▶ **评估**：相对于对侧外展 90°，患侧盂肱关节外展超过 105°提示盂肱关节下方韧带松弛。

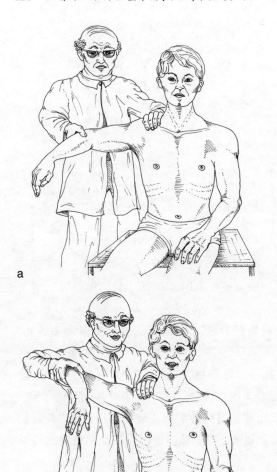

a

b

图 2.66　Gagey 过度外展试验。(a)起始姿势。(b) 过度松弛时被动外展增加。

划桨试验(图 2.67)

▶**步骤**：患者坐位，轻度前倾，上肢放松。检查右侧肩关节时，检

查者左手抓住肩关节,右手被动轻轻前后移动上肢。然后将上肢向下
牵拉。

▶ **评估**:在此位置上,检查者可轻柔向前内移动肩关节以检查其
稳定性。

检查肩关节前稳定性时上肢自垂直位向后伸 20°~30°,拇指将肱
骨头向前方推移。检查后稳定性时上肢自垂直位前屈 20°~30°,中指
和示指将肱骨头向后方推移。

对于下方不稳,加大上肢牵引力度沟槽征显而易见。

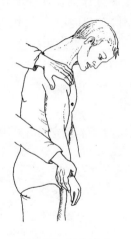

图 2.67 划桨试验。

第 **3** 章　肘关节

导致肘关节疼痛的原因众多。除了临床检查精确度外，一系列的功能试验可帮助明确诊断。上肢伸展时观察轴线特别重要。成人前臂旋前时，尺骨长轴相对于肱骨长轴存在轻度外翻（女性 10°~15°，男性 5°~10°）。角度>15°为肘外翻，角度<5°为肘内翻（图 3.1）。滑膜增厚和骨性关节炎出现关节腔渗出时，表现为轻度屈曲挛缩。

滑膜增厚、关节腔渗出和鹰嘴滑囊炎时在鹰嘴处最易看到和触及。

关节炎检查时可触及或闻及"噼啪"声。当存在关节内游离体时，患者主诉肘关节交锁症状。

桡侧和尺侧韧带确保肘关节稳定性。采用恰当的检查手段，检查

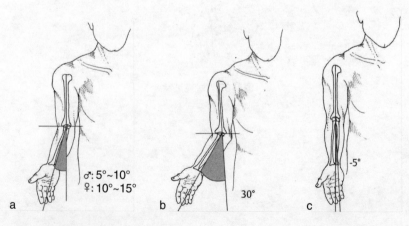

图 3.1　肘内翻/外翻。(a)生理性外翻：女 10°~15°，男 5°~10°。(b)严重肘外翻。(c)肘内翻。

者很容易地发现关节不稳。引起关节肿胀、挛缩和疼痛性活动受限的原因众多。骨软骨瘤、类风湿或痛风性炎症、软骨钙化症、肿瘤、肌腱炎和骨性关节炎是肘关节常见病。然而肘关节也可出现撞击综合征,例如,尺神经沟内骨性狭窄导致的肘管综合征。成人内侧副韧带损伤与儿童或青少年时骨骺损伤有关。颈椎病有时可引起肘关节的放射痛。

　　外上髁炎(网球肘)是肘关节疼痛的最常见原因。网球肘致病原因并不只是网球运动,更多的是多种原因导致的伸腕肌重复应力。肱骨内上髁局限性疼痛相对少见(肱骨内上髁炎或高尔夫球肘)。

　　除了局部压痛,典型的检查发现是被动牵拉伸腕肌(网球肘)和被动牵拉屈腕肌(高尔夫球肘)时出现局部疼痛。肘外侧疼痛也可能是由 Panner 病(肱骨小头无菌坏死)、肱桡关节骨性关节炎或骨间后神经卡压所致。

　　特殊检查有助于鉴别继发于肱骨髁或其他疾病引起的症状。

肘关节活动范围
(中立位 0°法)

　　肘关节活动范围见图 3.2。诊断肘关节疾病的临床试验见图 3.3。

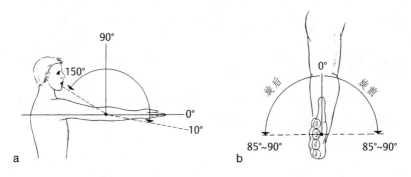

图 3.2　(a)屈曲和伸直。(b)前臂旋前和旋后。

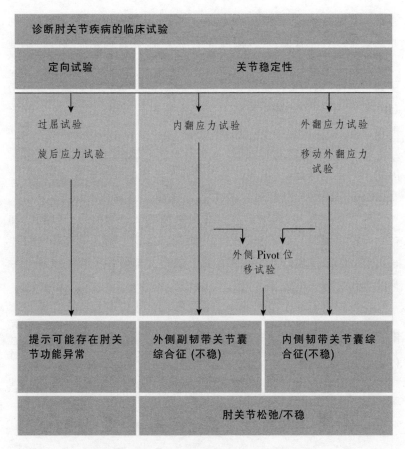

图 3.3　诊断肘关节疾病的临床试验。(待续)

功能试验

本章介绍肘关节特定疾病的一系列功能试验。以下试验提供了最具诊断性的信息，以特定解剖结构为基础将其分为 4 部分。

1.整体定向试验。

2.稳定性试验。

3.上髁炎试验。

4.卡压综合征试验。

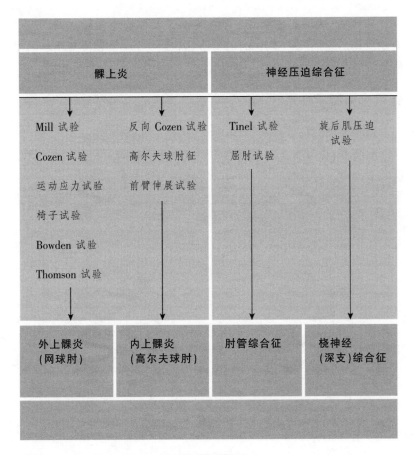

图 3.3(续)

定向试验

过屈试验(图 3.4)

提示肘关节存在异常。

▶ **步骤**:患者坐位,检查者抓住患者肘关节并最大限度屈曲肘关节,注意任何出现的活动受限和疼痛位置。

▶**评估**:活动度增加或受限伴疼痛是关节损伤、肌肉挛缩、肌腱炎或扭伤的表现。屈曲70°时肘关节容积最大。关节积液最明显的部位是鹰嘴尖和桡骨小头之间外侧隐窝。

旋后应力试验(图3.5)

用于评估肘关节疾病。

▶**步骤**:患者坐位。检查者一手握住患者前臂,另一手固定患者肘关节内侧。在此位置上,检查者突然用力使患者前臂旋后。

▶**评估**:此试验用于评估肘关节骨和韧带结构完整性。疼痛和活动受限提示关节功能异常,需进行进一步检查。

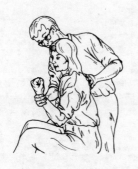

图3.4　过屈试验。

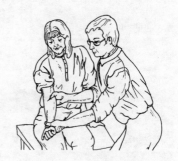

图3.5　旋后应力试验。

稳定试验

内翻应力试验(图3.6)

提示韧带不稳。

▶**步骤**:患者坐位,肘关节轻度屈曲。检查者一手固定上臂内侧,另一手在肘关节处内收前臂。此试验使外侧副韧带产生内翻应力(内翻不稳)。

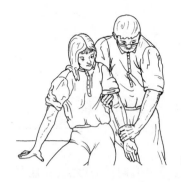

图 3.6　内翻应力试验。

▶**评估**:此试验检查肘关节外侧副韧带的稳定性。检查者注意观察疼痛和任何异常活动并与对侧肢体比较。

外翻应力试验(图 3.7)

提示韧带不稳。

▶**步骤**:患者坐位,肘关节轻度屈曲。检查者一手固定上臂外侧,另一手在肘关节处外展前臂(外翻应力)。

▶**评估**:此试验检查肘关节内侧副韧带的稳定性。检查者注意观察疼痛和任何异常活动并与健侧肢体比较。

外翻不稳发生于创伤后(内侧副韧带损伤或桡骨头骨折)或内侧关节囊韧带的慢性应力(投球臂)。内侧副韧带损伤发生于投掷运动员,例如,投球手、欧洲手球运动员、标枪运动员。投掷动作产生外翻和伸直应力。慢性劳损可导致关节炎,尺神经炎,旋前圆肌、桡侧腕屈

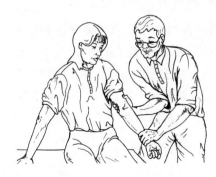

图 3.7　外翻应力试验。

肌和尺侧腕屈肌止点肌腱炎。

移动外翻应力试验（图 3.8）

提示内侧关节囊韧带装置不稳。

▶**步骤**：患者站立位，肩关节外展 90°。检查者将患者肘关节最大屈曲并施加中度外翻应力直至肩关节处于最大外旋位。维持外翻应力，检查者将肘关节快速伸展至屈曲 30°。

▶**评估**：如果重现与患者主诉的肢体活动时同样的疼痛，并且在肘关节屈曲 70°~120°范围的"疼痛带"内疼痛最明显，提示内侧关节囊韧带不稳的敏感度较大。

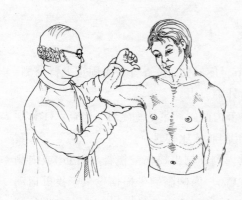

图 3.8 移动外翻应力试验：持续外翻应力下，检查者快速伸直患者肘关节至 30°。

外侧 Pivot 位移试验（后外侧恐惧试验）（图 3.9）

肘关节半脱位导致外侧副韧带撕裂或外侧副韧带损伤愈合不良，可导致肘关节不稳及肘关节内翻不稳。少数情况下，肘关节不稳发生于长期应用手杖行走患者、外上髁手术史及行桡骨小头修补手术患者，后外侧不稳发生在肘关节外侧副韧带损伤时。由于解剖因素，正常情况下肘关节存在外翻和负重，轻度内翻不稳临床上不易被发现。轻度外翻不稳容易出现。

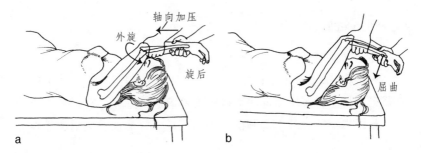

图 3.9 外侧 Pivot 位移试验。(a)半脱位动作:肘关节屈曲 20°~30°。(b)复位动作:增加肘关节屈曲至 40°~70°。

▶步骤:患者仰卧,检查者站于患者头侧,一手抓患者腕关节,另一手轻度屈曲肘关节。检查者将前臂旋后并施加轻度外翻应力。自这一姿势,进一步屈曲患者肘关节并在肘关节轴向加压。

▶评估:如果存在后外侧不稳,屈肘 20°~30°时发生肘关节半脱位,同时伴有疼痛和患者逃避动作。当肘关节屈曲至 40°~70°时,肘关节复位可触及和闻及"喀嚓"声。

上髁炎试验

椅子试验(图 3.10)

提示肱骨外上髁炎。

▶步骤:嘱患者提起椅子。要求其上肢伸直、前臂旋前。

▶评估:肱骨外上髁和前臂伸肌起始部疼痛加重提示肱骨外上髁炎。

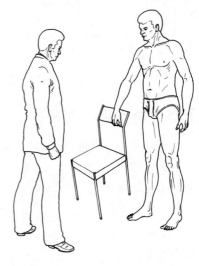

图 3.10 椅子试验。

Bowden 试验(图 3.11)

提示网球肘(肱骨外上髁炎)。

▶**步骤**:嘱患者用手挤压充气 30mmHg 测血压袖带(约 4.0kPa)。或嘱患者挤压测血压袖带并维持检查者指定压力。

▶**评估**:肱骨外上髁和前臂伸肌起始部疼痛加重提示肱骨外上髁炎。

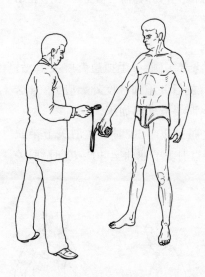

图 3.11 Bowden 试验。

Thomson 试验 (网球肘征)(图 3.12)

提示肱骨外上髁炎。

▶**步骤**:嘱患者握拳,肘关节伸直并将手部轻度背伸。检查者一手固定腕关节背部,另一手抓患者握拳的手部。嘱患者握拳进一步背伸对抗检查者阻力;或检查者对抗患者阻力试图将背伸的拳压向掌屈。

▶**评估**:肱骨外上髁和前臂伸肌起始部剧烈疼痛强烈提示肱骨外上髁炎。

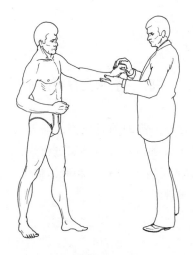

图 3.12 Thomson 试验。

Mill 试验(图 3.13)

提示肱骨外上髁炎。

▶**步骤**:患者站立,上肢轻度旋前,腕关节轻度背屈,肘关节轻度屈曲。检查者一手抓患者肘关节,另一手置于前臂远端外侧或抓住前臂。嘱患者前臂旋后对抗检查者手部阻力。

▶**评估**:肱骨外上髁和(或)外侧伸肌处剧烈疼痛提示肱骨外上髁炎。

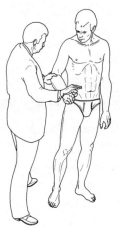

图 3.13 Mill 试验。

运动应力试验(图 3.14)

提示肱骨外上髁炎。

▶ **步骤:**患者坐位。检查者于屈腕、屈肘、前臂旋前位触摸外上髁,然后在连续运动中伸直肘关节。

▶ **评估:**旋前、屈肘位时,起于肱骨外上髁的前臂肌肉的肌腱承受巨大应力。此运动过程引起肱骨外上髁和(或)外侧伸肌处疼痛提示肱骨外上髁炎。但是,正中神经卡压时也可出现疼痛和麻木症状,因为这一动作可导致旋前圆肌卡压正中神经。

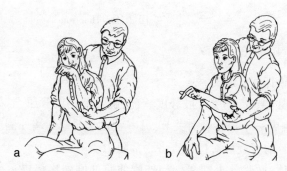

图 3.14 运动应力试验。(a)起始动作。(b)伸直、旋前。

Cozen 试验(图 3.15)

提示肱骨外上髁炎。

▶ **步骤:**患者坐位。检查者一手固定肘关节,另一手平放于拳背侧。嘱患者背伸腕关节并对抗检查者手部。检查者也可以试图按压患者握拳的手部,患者用力保持腕关节伸直状态,然后对抗检查者阻力转为屈曲位。

▶ **评估:**肱骨外上髁局部或外侧伸肌部位疼痛提示肱骨外上髁炎。

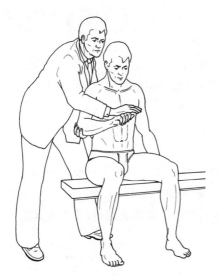

图 3.15　Cozen 试验。

反向 Cozen 试验(图 3.16)

提示肱骨内上髁炎。

▶ **步骤:**患者坐位。检查者一手置于肱骨内上髁,另一手置于腕关节,前臂处于旋后位。患者以屈曲处于伸直状态的手部对抗检查者位于腕关节的阻力。

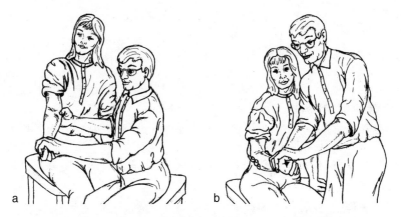

图 3.16　反向 Cozen 试验。(a)起始姿势。(b)对抗屈腕。

▶**评估**:前臂和手部屈肌及旋前圆肌起源于肱骨内上髁。肱骨内上髁急性刺痛提示肱骨内上髁炎。

试验过程中,固定肘关节至关重要。否则,强大的回避运动或旋前力量可加重旋前肌卡压症状(旋前间室综合征)。

高尔夫球肘征(图 3.17)

提示肱骨内上髁炎。

▶**步骤**:患者屈肘、屈腕。检查者一手抓其手部,另一手固定患者臂部。嘱患者抗检查者阻力伸直肘关节。

▶**评估**:肱骨内上髁疼痛提示肱骨内上髁炎(高尔夫球肘)。

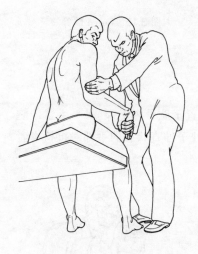

图 3.17　高尔夫球肘征。

前臂伸展试验(图 3.18)

提示肱骨内上髁炎。

▶**步骤**:检查者握住患者前臂远端,嘱患者伸直肘关节并对抗检查者阻力。

▶**评估**:肱骨内上髁或前臂屈肌起点疼痛提示肱骨内上髁病变。

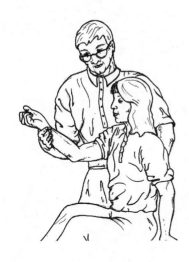

图 3.18 前臂伸展试验。

卡压综合征试验

Tinel 试验（图 3.19）

肘管综合征的表现。

▶步骤：患者坐位。检查者握住患者臂部，用叩诊锤轻轻叩击尺神经沟。

▶评估：尺神经走行于肱骨内上髁后方尺神经沟内。因为位置表浅，时常受到卡压。尺神经卡压的因素有瘢痕，结痂，肱骨髁或髁上骨折造成的骨赘，与类风湿或髁上炎相关的慢性炎症，肘关节长期在硬物表面支撑造成的慢性机械性压迫。骨性神经管的先天性发育异常也可造成肘关节综合征。轻轻叩击尺神经沟诱发疼痛提示存在慢性卡压性神经病变。

试验时注意不要用力过大，因为力量过大可导致正常神经的疼痛。另外反复叩击可损伤神经。

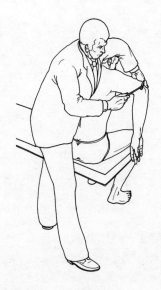

图 3.19　Tinel 试验。

屈肘试验（图 3.20）

肘管综合征的表现。

▶ **步骤**：患者坐位。肘、腕关节最大限度屈曲。嘱患者维持此姿势 5 分钟。

▶ **评估**：尺神经通过肘管，尺神经沟由尺侧副韧带和尺侧屈腕肌

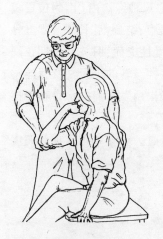

图 3.20　屈肘试验。

构成。上述动作可最大限度牵拉尺神经。

沿尺神经走行的感觉异常提示神经卡压性病变。如试验阳性,需通过肌电图和神经传导速率检查进一步明确诊断。

旋后肌压迫试验(图 3.21)

提示旋后肌间室综合征(Frohse 综合征)伴桡神经深支损伤。

▶**步骤**:患者站立位。检查者一只手触摸肱骨外上髁远端、桡侧伸腕肌外侧沟,另一只手对抗患者主动内旋和外旋。

▶**评估**:旋前、旋后增大时,肌间沟内持续压痛或前臂近端外侧疼痛提示旋后肌内桡神经深支受压(在桡骨小头上方,桡神经分为两支,深部桡神经运动支穿过旋后肌自肘前窝向前臂后方延伸)。

与肱骨外上髁炎相比,压痛点更加靠前。导致神经卡压病变的原因包括肌肉组织内结缔组织增生、桡骨头骨折或软组织肿瘤。肌内注射治疗肱骨外上髁炎可导致直接的医源性神经损伤。除了拇指外,其他掌指关节背伸无力或缺失提示桡神经深支支配的指伸肌麻痹。

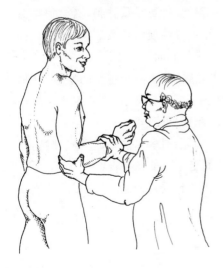

图 3.21 旋后肌压迫试验。

第4章 腕关节、手和手指

手部损伤和病变对于日常生活和运动具有重要意义。

手部检查需要对功能解剖了解透彻。检查时,首先探查可能存在的缺陷和姿势异常。手处于被动休息位,腕关节处于屈、伸中立位,手指轻度屈曲(手指屈肌力量是伸肌力量的4倍)。手部活动范围见图4.1。

关节炎症导致相应关节局部肿胀,腱鞘炎表现为肿胀和沿肌腱走行的皮肤红斑。远指间关节肿胀,伴疼痛的屈曲挛缩(Heberden结节)多见于绝经后女性。慢性炎性疾病(类风湿关节炎)以掌指关节和近指间关节为首发部位。

源于肌腱、腱鞘或滑膜组织的腱鞘囊肿可导致肿胀。神经瘫痪引起挛缩。如桡神经瘫痪导致垂腕。正中神经损伤导致猿掌畸形。尺神经损伤导致近节指骨背伸,中、远节指骨屈曲的爪手畸形。

触诊腕关节和手时,检查者注意皮肤、肌肉和腱鞘的质地;评估肿胀、炎症和肿瘤;确定疼痛的明确部位。诊断手、腕关节和手指疾病的临床试验见图4.2。手的解剖(掌侧面)见图4.3。

被动活动范围检查可发现活动受限(骨关节炎)和不稳。腱鞘疼痛性疾病可出现主、被动活动时沿肌腱走行的捻发音。

神经性变化如肌肉萎缩,通常由神经受压所致,其典型的功能丧失可通过特异性功能试验进行评估。

144

手部活动范围
(中立位 0°法)

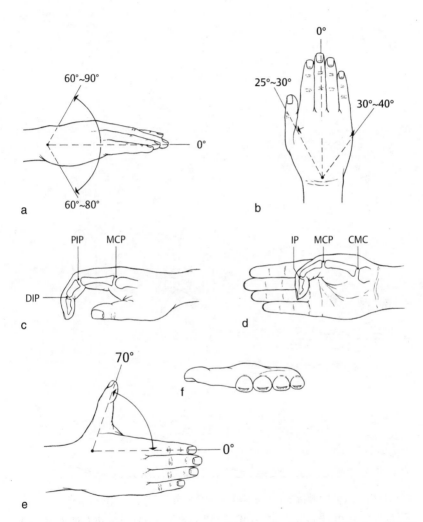

图 4.1　(a)包括腕骨间关节的腕关节屈、伸活动。(b)手桡偏和尺偏。(c,d)手指(c)和拇指关节命名(d)：DIP，远指间关节；PIP，近指间关节；MCP，掌指关节；IP，指间关节(拇指)；CMC，掌腕关节。(e,f)拇指手掌平面的外展和内收。(待续)

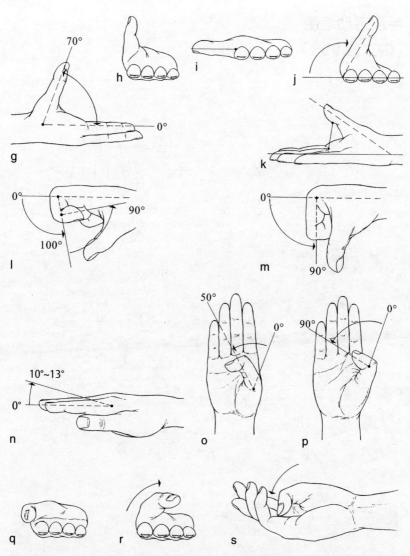

图 4.1(续) (g,h)拇指垂直于手掌平面的掌侧外展和内收。(i~k)拇指伸直后的环行运动。(l,m)手指关节屈曲:DIP 和 PIP(l)和 MCP(m)。(n)MCP 过伸。(o,p)拇指关节屈曲:MCP(o)和 IP(P)。(q~s)拇指对掌:起始姿势(q),活动过程中(r)和对掌姿势(s)。

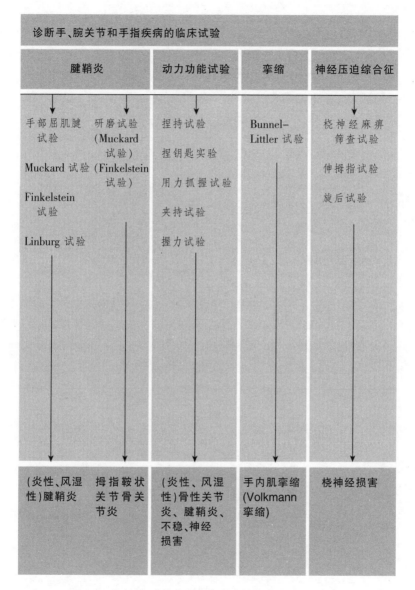

图 4.2 诊断手、腕关节和手指疾病的临床试验。(待续)

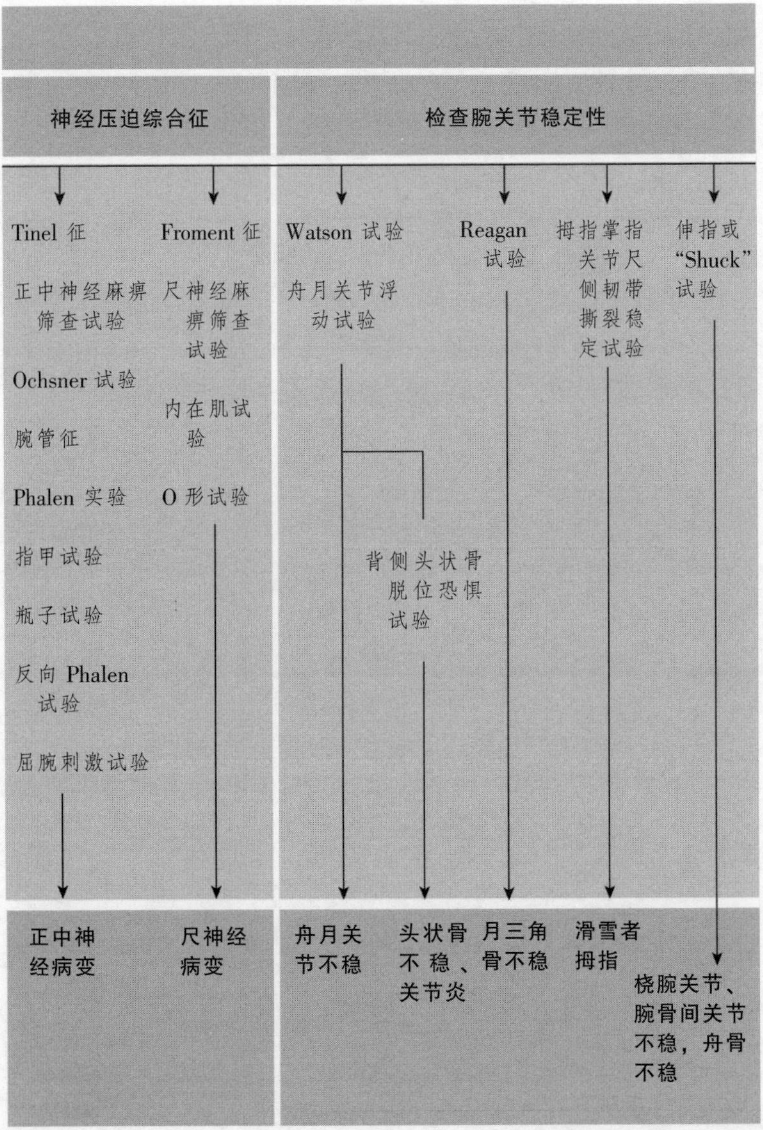

神经压迫综合征		检查腕关节稳定性			
Tinel 征	Froment 征	Watson 试验	Reagan 试验	拇指掌指关节尺侧韧带撕裂稳定试验	伸指或"Shuck"试验
正中神经麻痹筛查试验	尺神经麻痹筛查试验	舟月关节浮动试验			
Ochsner 试验	内在肌试验				
腕管征					
Phalen 实验	O 形试验				
指甲试验		背侧头状骨脱位恐惧试验			
瓶子试验					
反向 Phalen 试验					
屈腕刺激试验					
正中神经病变	尺神经病变	舟月关节不稳	头状骨不稳、关节炎	月三角骨不稳	滑雪者拇指
					桡腕关节、腕骨间关节不稳,舟骨不稳

图 4.2(续)

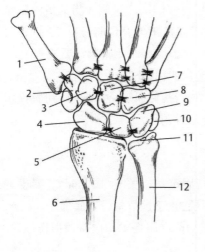

图 4.3　手的解剖,掌侧面。

1.第 1 掌骨。

2.大多角骨。

3.小多角骨。

4.舟状骨。

5.月骨。

6.桡骨。

7.头状骨。

8.钩骨。

9.三角骨。

10.豌豆骨。

11.关节盘。

12.尺骨。

功能试验

手部屈肌腱试验(图 4.4)

指深屈肌

▶ **步骤**:检查者将两指(示指和中指)置于患指掌侧,使其近指间关节保持伸直状态(图 4.4a)。嘱患者屈曲远指间关节。重复检查每个手指。

▶ **评估**:指深屈肌属于前臂屈肌深层。其肌腱止于 2~5 远节指骨基底部掌侧。

远指间关节不能屈曲提示肌腱撕裂,屈曲疼痛提示腱鞘炎。

鉴别诊断需排除远指间关节骨性关节炎(Heberden 结节)伴疼痛性屈曲挛缩。

指浅屈肌

▶ **步骤**:嘱患者屈曲患指近指间关节,同时检查者固定其余手指于伸直位以中和指深屈肌腱的作用(图 4.4b)。尺侧 3 指的指深屈肌腱有共同的肌腹，因此，在其他手指固定于伸直位时，这一手指屈曲不受限需要指浅屈肌腱完好无损。试验时每个手指都需要检查。

▶**评估**：指浅屈肌是宽阔、强健的肌肉，止于中节指骨。

如果患者可以屈曲近指间关节，指浅屈肌腱是完好的。肌腱损伤时，近指间关节不能屈曲。疼痛提示腱鞘炎。

拇长屈肌和拇长伸肌

▶**步骤**：检查者抓住患者拇指固定掌指关节(图 4.4c)。嘱患者屈、伸拇指。拇长屈肌位于屈肌深层，止于远节指骨基底部。

▶**评估**：指间关节屈曲和伸直功能受限提示相应肌腱损伤(肌腱撕裂)或疾病(腱鞘炎)。

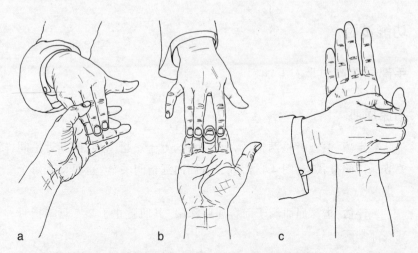

图 4.4　手部屈指肌腱试验。(a)指深屈肌腱。(b)指浅屈肌腱。(c)拇长屈肌腱和拇长伸肌腱。

Muckard 试验(图 4.5)

用于诊断拇长展肌和拇短伸肌腱急慢性腱鞘炎（狭窄性腱鞘炎

或 de Quervain 病)。

► **步骤**:拇指内收,其余手指伸直,手部自腕关节向尺侧倾斜。

► **评估**:桡骨茎突剧烈疼痛伴拇指和前臂放射痛提示拇长展肌和拇短伸肌腱鞘炎。

同时伴有第一背侧间室肿胀及压痛。抗阻力外展拇指疼痛。

狭窄性腱鞘炎是腱鞘组织炎症,多由劳损或类风湿炎性疾病所致。当然,钝性损伤也可造成此类疾病。

鉴别诊断需要排除拇指掌腕关节骨性关节炎或桡骨茎突炎。

Finkelstein 试验(图 4.6)

提示狭窄性腱鞘炎(de Quervain 病)。

► **步骤**:拇指屈曲,其余手指握拇指,腕关节主动或被动尺偏。

► **评估**:桡骨茎突上疼痛或捻发音提示拇长展肌和拇短伸肌非特异性腱鞘炎(见 Muckard 试验)。

鉴别狭窄性腱鞘炎(de Quervain 病)与拇指掌腕关节骨性关节炎至关重要。第一掌腕关节特殊性检查和拍摄 X 线片可快速鉴别。应行双侧对比检查。

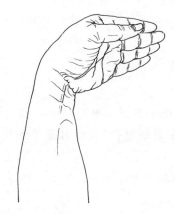

图 4.5 Muckard 试验。

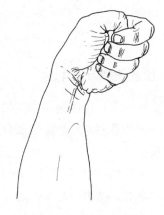

图 4.6 Finkelstein 试验。

研磨试验(图 4.7)

评估拇指掌腕关节骨性关节炎。

▶**步骤**:检查者抓住患者疼痛的拇指,轴向加压行研磨动作。

▶**评估**:患者主诉拇指掌腕关节处疼痛,通常有此关节的骨性关节炎(鉴别诊断包括 Bennett 或 Rolando 骨折)。压痛和疼痛性不稳是关节磨损的另一表现。典型的表现是患者主诉拇指抗阻力时掌腕关节疼痛。

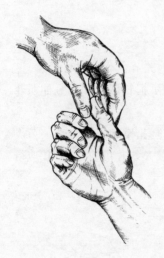

图 4.7 研磨试验。

Linburg 试验(图 4.8)

提示拇长屈肌腱和指深屈肌腱先天畸形,发病率为 10%~15%。

▶**步骤**:嘱患者拇指屈曲、内收做对掌动作,保持其他手指伸直位。

▶**评估**:拇长屈肌腱与示指指深屈肌腱存在先天韧带连接时,拇指的联合运动可引起示指远指间关节屈曲。

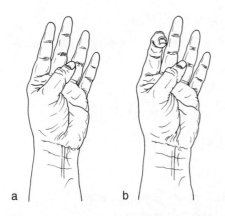

a　　　　b　　　　　　**图 4.8** Linburg 试验。

Bunnell–Littler 试验（图 4.9）

评估手内肌缺血性肌挛缩。

▶ **步骤**：患者手部处于伸直状态。第一步，检查者评估手指三个关节的主、被动屈曲功能。第二步，检查者固定患者掌指关节于伸直位，再次评估近指间关节和远指间关节屈曲功能。

▶ **评估**：手内肌缺血性肌挛缩时，固定掌指关节于伸直位，患者不能主、被动屈曲或伸直近或远指间关节。这是因为骨间肌缩短。腕

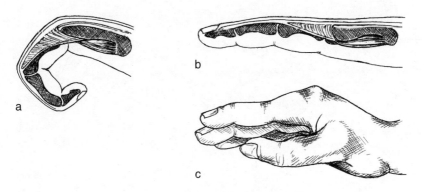

图 4.9 Bunnell–Littler 试验。(a)可以主动和被动屈曲所有手指（第一步）。(b)掌指关节固定于伸直位；不能屈曲近和远指间关节（第二步）。(c)固有肌畸形。

关节主动或被动屈曲时,可主动屈曲近、远指间关节。挛缩通常累及多个手指。此试验可用于鉴别缺血性挛缩和关节僵直、肌腱粘连、腱鞘炎引起的关节改变。

手部筋膜室压力增加造成典型的畸形表现为掌指关节轻度屈曲,近和远指间关节伸直,掌横弓增大及拇指内收(固有肌畸形)。

Watson 试验(舟状骨移位试验)(图 4.10)

检查腕关节稳定性。

▶步骤:患者坐位,肘关节置于桌面。患者肘关节完全尺偏,检查者拇指和示指固定舟状骨,拇指按压舟状骨远端(结节),使其处于背伸位。检查者桡偏腕关节,正常情况下舟状骨随之屈曲,但这时拇指

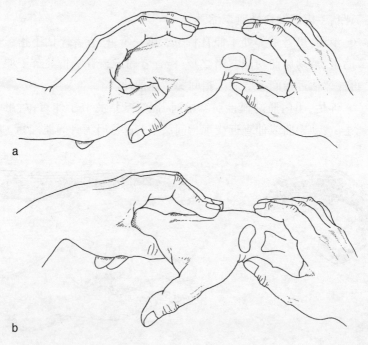

图 4.10　Watson 试验(舟状骨移位试验)。(a)腕关节尺偏;固定舟状骨于背伸位。(b)腕关节桡偏。

压力阻止其屈曲。

▶**评估**:舟状骨近端向舟状骨窝背侧缘移位、半脱位、示指触及隆起时,试验为阳性。这种"弹响"伴疼痛提示舟月韧带损伤,但不能明确损伤程度。

舟月关节浮动试验(图 4.11)

检查腕关节稳定性。

▶**步骤**:检查者双手拇指和示指固定舟状骨和月骨,同时将其分别向掌侧和背侧移动。

▶**评估**:当舟月韧带对抗这一剪切力的能力降低时,会出现不稳。疼痛性剪切运动提示韧带损伤。舟月关节不稳常发生于摔倒时拇指着地、前臂旋前、腕关节背伸并尺偏,或球类运动伤导致舟月韧带断裂。慢性舟月关节不稳也可在无创伤的情况下发生,例如,继发于腱鞘囊肿切除或退行性疾病。患者主诉触痛明显和腕关节桡侧近端活动痛,用手支撑身体时特别明显。有时患者主诉无力和腕关节尺偏时有"弹响"声。

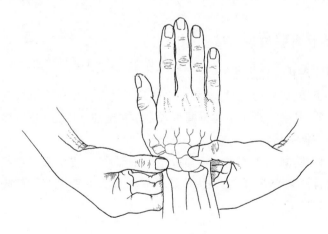

图 4.11 舟月关节浮动试验。

伸指或"Shuck"试验（图 4.12）

▶ **步骤**：患者坐位，检查者维持腕关节屈曲，嘱患者主动对抗阻力伸指，这样应力集中在桡腕关节和腕骨间关节。

▶ **评估**：腕关节疼痛时试验阳性。疼痛提示桡腕关节和腕骨间关节不稳、舟骨不稳或月骨无菌性坏死（Kienböck 病）。

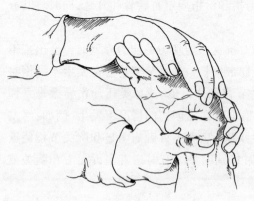

图 4.12　伸指或"Shuck"试验。

背侧头状骨脱位恐惧试验（图 4.13）

确定头状骨稳定性。

▶ **步骤**：患者坐位，检查者一手持患者前臂。另一手拇指置于头状骨掌侧，其余手指于中立位握患者手指并施加反压力。然后检查者拇指向后推头状骨。

▶ **评估**：如果患者主诉疼痛或拒绝手部检查，提示头状骨不稳或头状骨骨性关节炎。除非头状骨显著不稳，偶尔可听到"弹响"或触诊时有"咔嗒"感。

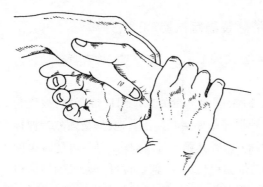

图 4.13　背侧头状骨脱位恐惧试验。

Reagan 试验（月三角骨浮动试验）（图 4.14）

评估月三角韧带稳定性。

▶**步骤**：检查者一手拇指和示指捏住月骨，另一手将三角骨置于指间。固定三角骨，检查者反复向掌侧和背侧来回移动月骨。

▶**评估**：剪切运动造成疼痛为阳性，即使无不稳表现。

过度旋前或后伸造成的创伤可导致月三角关节间不稳。患者主诉腕部疼痛。月三角关节处压痛，活动可诱发疼痛，但旋前、旋后运动不引起疼痛。这一损伤并不一定引起力量减退。患者有时将这种不稳描述为腕关节活动时"咔嗒"声。

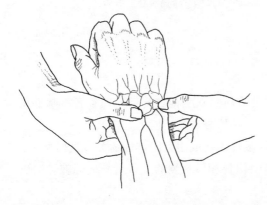

图 4.14　Reagan 试验（月三角骨浮动试验）。

拇指掌指关节尺侧韧带撕裂稳定试验(图 4.15)

▶步骤:患者将患指的掌指关节屈曲 20°~30°。检查者被动将拇指向桡侧移动。

▶评估:如拇指可以外展,提示掌指关节尺侧韧带撕裂,被称为守门员指或滑雪者指。这种损伤由摔倒时拇指着地,拇指强烈背伸桡偏所致。拇指应屈曲 20°~30°检查其稳定性,这样可以尽可能减少侧副韧带的作用,如果侧副韧带无损伤,拇指伸直位可掩盖尺侧韧带损伤。如果伸直位关节张开,则应考虑关节囊韧带复合体的混合损伤。

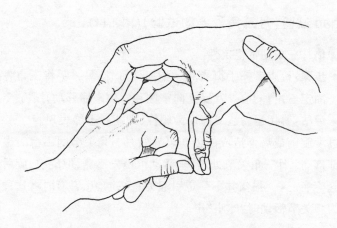

图 4.15　拇指掌指关节尺侧韧带撕裂稳定试验。

旋后抬举试验(图 4.16)

检查关节盘异常。

▶步骤:患者坐位,肘关节屈曲 90°,前臂旋后。检查者手掌下压患者手部,嘱患者向上推举对抗检查者的反压力。

▶评估:腕关节尺侧局限性疼痛或用力困难提示关节盘撕裂。

腕关节(桡腕关节)是由桡骨和另一侧的关节盘与近端腕骨组成的真性关节。

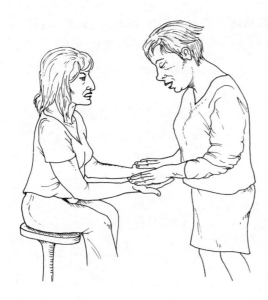

图 4.16　旋后抬举试验。

上肢神经卡压综合征

一系列神经卡压综合征可影响上肢神经,临床试验有助于鉴别。

旋前圆肌综合征

肘前窝内,正中神经自肱二头肌腱膜下方穿过,旋前圆肌肱骨头和尺骨头间的旋前圆肌管可造成其受压。

旋前圆肌综合征的致病因素众多。包括前臂外部压力、物理锻炼引起的旋前圆肌肥大、直接创伤及肿瘤压迫。疼痛、烧灼感和手部感觉减退是其典型症状,拇指对掌无力和拇指、示指、中指屈曲无力也是其典型症状。抗阻力旋前可使症状加重。

Guyon 管内尺神经卡压综合征

尺动、静脉在 Guyon 管内与尺神经伴行。Guyon 管由屈肌支持带、豆钩韧带和掌腱膜组成(图 4.17)。

　　尺神经受压的原因包括腕关节反复屈伸活动造成的应力损伤(骑车)、腱鞘囊肿或脂肪瘤、豌豆骨或钩骨钩突骨折及创伤。

　　环指尺侧和小指感觉受损，小鱼际肌肉运动功能受损是神经病理性卡压的典型症状。

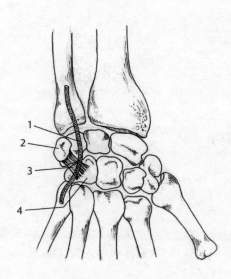

图 4.17　Guyon 管解剖。
1.尺神经。
2.豌豆骨。
3.豆骨韧带。
4.钩状骨钩突。

腕管综合征(CTS)

　　正中神经压迫可发生在腕管内。腕管由腕骨和屈肌支持带(腕横韧带)构成，其内容纳所有屈指肌腱和正中神经。腕管综合征由腕管内压力增高、狭窄造成，其原因包括局部炎症，如类风湿关节炎、桡骨基底部骨折或腕骨骨折、屈指深肌腱腱鞘炎、工作或体育运动造成的机械性劳损。代谢性疾病如痛风、糖尿病和淀粉样变及内分泌改变(妊娠)导致的腕关内肿胀也可引起 CTS。

　　夜间感觉异常和臂痛是神经卡压的典型临床表现；患者晚间入睡后几小时因疼痛而醒。其他症状包括晨僵和后期正中神经支配区持续性感觉、运动功能障碍,同时伴有鱼际肌萎缩和握拳无力。拇指和其他手指不能捏物或无力。

鉴别诊断包括颈髓和臂丛神经病变、旋前圆肌综合征、Guyon 管内神经病理性卡压、胸廓出口综合征和第一掌腕关节骨性关节炎。

腕管综合征的诊断中，肌电图检查和神经传导速率的神经电图检查非常重要。

肘管综合征

尺神经在肱骨内上髁后方穿过骨性沟槽。因为其位置表浅，时常受压。外伤、牵拉、炎症、瘢痕和慢性压迫是造成尺神经损伤的主要原因。

尺神经支配区域的感觉减退(小指麻木)和肌力减退是神经病变的典型表现。

肌电图检查和感觉神经电图检查可明确神经病变性卡压部位。

手部运动功能试验(图 4.18)

说明神经病变时运动和感觉功能缺失。

捏持试验(图 4.18a)

▶ **步骤**：嘱患者用拇指和示指捏起一个物体。

▶ **评估**：很好地完成此动作需要感觉功能健全。患者需要在闭目下重复这一试验。蚓状肌和骨间肌功能完好是完成此项动作的必备条件。在腕管综合征或拇指鞍状关节面骨性关节炎的晚期，捏握功能减弱或完全丧失。

捏钥匙试验(图 4.18b)

▶ **步骤**：嘱患者以正常方式用拇指和示指的侧方捏一钥匙。

▶ **评估**：示指桡侧皮肤感觉减退，如桡神经损伤时或拇指鞍状关节面关节炎时不能完成捏钥匙动作。

用力抓握试验(图 4.18c)

▶ **步骤**：嘱患者拇指和其他手指握一铅笔，检查者试图将铅笔拔出。如果患者手指屈曲受限，选一直径较大的物体重复上述试验。

▶ **评估**：正中神经或尺神经受损时，不能完全屈曲手指，手指握力受限，试验阳性。

夹持试验(图 4.18d)

▶ **步骤**：给患者一小球并让其用力抓住，此试验用于评估精细抓握动作。

▶ **评估**：这一动作可检验拇指内收和手指屈曲力量，进而对正中神经和尺神经进行评估。

握力试验(图 4.18e)

▶ **步骤**：将卷起的测血压袖带充气至 20mmHg，然后让患者尽量用力挤压袖带。

▶ **评估**：手部功能正常时，可使压力增高至 200mmHg 或者更高。必须考虑男性、女性和儿童的差异。试验应双侧对比评估。

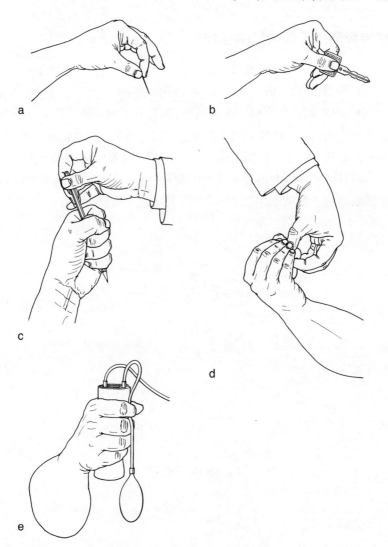

图 4.18　手部运动功能试验。(a)捏持试验。(b)捏钥匙试验。(c)用力抓握试验。(d)夹持试验。(e)握力试验。

桡神经麻痹筛查试验(图 4.19)

评估桡神经麻痹的筛查试验。

▶ **步骤**:嘱患者腕关节伸直,肘关节屈曲 90°。

▶ **评估**:桡神经麻痹影响伸腕肌,腕关节不能背伸。腕关节下垂通常称为垂腕。试验的第二步是嘱患者拇指外展。桡神经麻痹时,由于拇长展肌瘫痪,患者拇指不能外展,同时拇短伸肌瘫痪,但影响较小。

桡神经损伤通常继发于肱骨干骨折。另一诱因是失眠麻痹("周六睡眠麻痹"或"公园长椅麻痹"),这种情况一般预后良好。

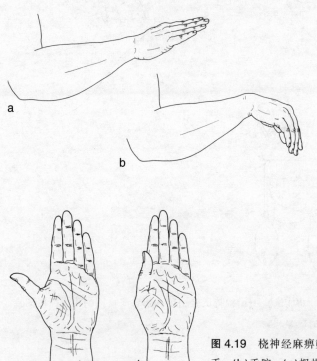

图 4.19 桡神经麻痹筛查试验。(a)伸手。(b)垂腕。(c)拇指外展。(d)瘫痪。

伸拇指试验(图 4.20)

评估桡神经病变。

▶步骤:患者坐位。检查者一手抓患者腕关节,另一手挤压拇指使其内收。然后嘱患者伸直或外展掌指关节和指间关节。

▶评估:这一试验要求桡神经功能完好。桡神经损伤时,由于拇长伸肌和拇短伸肌麻痹,拇指背伸减弱或不能背伸。拇指关节退行性疾病或类风湿关节炎患者,试验时除了无力表现外,另伴有疼痛。单纯神经麻痹不伴有退行性变时无关节症状。

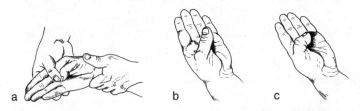

图 4.20　伸拇指试验。(a)起始姿势。(b)功能正常。(c)拇指背伸无力。

旋后试验(图 4.21)

评估桡神经深支卡压。

▶步骤:患者坐位,肘关节轻度屈曲、前臂旋前。肘关节置于躯干一侧使肩部动作最小化。然后嘱患者前臂旋后,先是正常试验,然后对抗检查者阻力。

▶评估:前臂旋后无力或不能旋后是旋后肌麻痹的表现,旋后肌由桡神经深支支配。

注意试验过程中不要过度屈曲肘关节,因为随着肘关节屈曲增加,肱二头肌也将参与旋后运动。通常两块肌肉均参与旋后运动,肘关屈曲增加可导致假阴性结果,因为肘关节显著屈曲时肱二头肌参与旋后的作用更大。所以肘关节伸直时旋后肌对旋后运动的作用更大。

桡骨小头脱位或 Monteggia 骨折时软组织硬化导致旋后肌间室综合征,少数情况下是肌内注射所致。

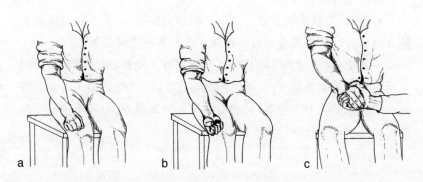

图 4.21 旋后试验。(a)起始姿势。(b)正常旋后。(c)抗阻力旋后。

Tinel 征(图 4.22)

提示正中神经病变。

▶**步骤:**患者腕关节轻度背伸,腕关节背侧置于检查桌上的垫子上。检查者用叩诊锤或示指于腕关节皱褶处小心地叩击正中神经。

▶**评估:**正中神经病理性卡压表现为手部麻木和放射痛,偶尔向前臂放射(腕管综合)。阳性试验时刺痛和感觉异常必须发生在受压点的远侧。这一试验也可用于测试正中神经感觉纤维再生率。在慢性神经压迫性病变时,由于神经传导功能严重下降,试验结果可能出现假阳性。

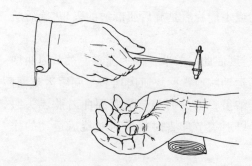

图 4.22 Tinel 征。

正中神经麻痹筛查试验(图 4.23)

怀疑正中神经麻痹时的筛查试验。

▶**步骤**:患者拇指和小指的指尖做对掌运动。然后做握拳运动。最后做轻度掌屈并伸指动作。

▶**评估**:拇对掌肌瘫痪时不能完成拇指和小指指尖的对掌运动。

由于拇指对掌和桡侧三指屈曲无力,不能完成握拳动作。可产生典型的畸形(祝祷手畸形),只有环指和小指可屈曲,其余手指保持伸直位。拇对掌肌、拇短展肌和拇短屈肌瘫痪伴拇收肌对抗性牵拉,使拇指与其他手指处于相同平面。拇指指甲与其他手指指甲处于同一平面,造成的畸形类似于猿掌,患者拇指不能行对掌运动。

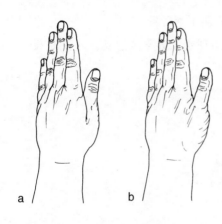

a   b

图 4.23 正中神经麻痹筛查试验。(a)正常姿势。(b)"猿掌"畸形。

Ochsner 试验(图 4.24)

提示正中神经麻痹。

▶**步骤**:嘱患者双手手指交叉并拢。

▶**评估**:如存在正中神经麻痹,因为部分屈指深肌瘫痪,患者不能屈曲示指和中指。

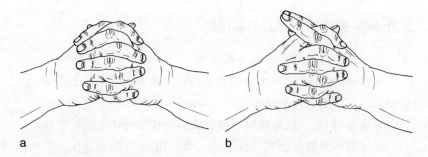

a   b

图 4.24   Ochsner 试验。(a)正常姿势。(b)由于屈肌瘫痪,示指和中指处于伸直位。

腕管征(图 4.25)

提示正中神经损伤。

▶ **步骤**:嘱患者保持腕关节屈曲 1~2 分钟。

▶ **评估**:正中神经支配区域出现感觉异常或感觉异常加重提示腕管综合征。

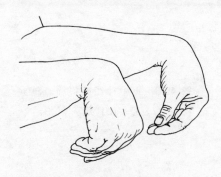

图 4.25   腕管征。

Phalen 试验(图 4.26)

提示正中神经损伤。

▶ **步骤**:"屈腕征"评估时,嘱患者掌屈垂腕并保持这一姿势 1~2 分钟。手背互压时可增加腕管内的压力。

▶**评估**：手背相互按压时，常引起正常人正中神经支配区域的感觉异常，因此并不只存在于腕管综合征患者中。腕管综合征患者行 Phalen 试验时症状加重。像 Tinel 征一样，慢性神经病变时这一试验也可产生假阴性结果。

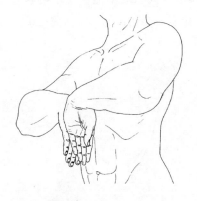

图 4.26　Phalen 试验。

指甲试验（图 4.27）

提示正中神经损伤。

▶**步骤**：嘱患者拇指指尖触碰小指。

▶**评估**：正中神经麻痹导致拇对掌肌瘫痪。拇指不能对掌只能沿弧形轨迹向手掌行内收运动。

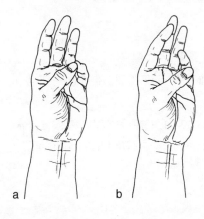

图 4.27　指甲试验。(a)正常。(b)拇对掌无力造成的异常姿势。

瓶子试验(图 4.28)

提示正中神经麻痹。

▶ **步骤**：嘱患者两手分别用拇指和示指抓握瓶子。

▶ **评估**：拇短展肌瘫痪时，拇指和示指间指蹼不能和瓶子接触。手部持续的与瓶子周缘接触的情况下，患者不能用拇指和示指握瓶子。

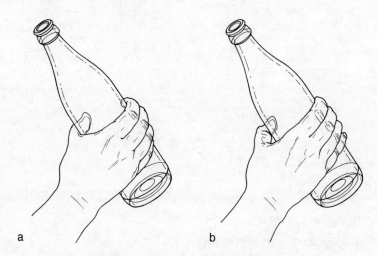

a　　　　　　　　　　　　　　　　　　b

图 4.28 瓶子试验。(a)正常。(b)异常。

反向 Phalen 试验(图 4.29)

提示腕管综合征。

▶ **步骤**：患者坐位，双手对掌加压并极度背屈，维持这一姿势 1 分钟。

▶ **评估**：这一姿势增加腕管内压力。正中神经支配区域感觉异常是腕管征综合征的一个表现。反向 Phalen 试验不及 Phalen 试验可靠。

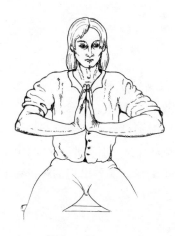

图 4.29　反向 Phalen 试验。

旋前试验(图 4.30)

评估旋前圆肌和旋前方肌病变。

▶步骤:患者坐位,双手和前臂旋后置于检查桌上。检查者嘱患者前臂旋前,开始自然旋前然后对抗检查者手的阻力旋前。

▶评估:与对侧比较,前臂主动抗阻力旋前无力提示正中神经病变。正常情况下,病变位置位于肘关节水平。正中神经病变位于肘关节远端时患者可主动抗阻力旋前,因为旋前圆肌功能大部分保留。

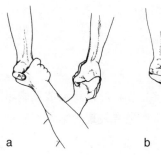

a

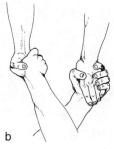

b

图 4.30　旋前试验。(a)起始姿势。(b)右臂旋前无力。

Froment 征(图 4.31)

提示肘管综合征。

▶**步骤**：嘱患者拇指和示指拿一张纸(夹持机制)对抗对侧手部或检查者拔出的力量。这一动作由拇收肌完成，其由尺神经支配。

▶**评估**：当拇收肌无力或功能丧失时，由于拇短屈肌牵拉至指间关节屈曲，拇短屈肌受正中神经支配。因同时伴有骨间肌和(或)第 3、4 蚓状肌无力或瘫痪，出现典型的爪形手畸形。偶尔出现的环指和小指掌侧感觉障碍也是特征性的表现。

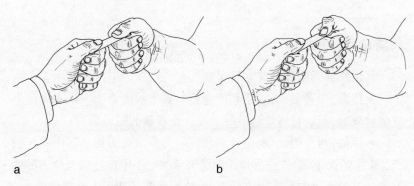

a   b

图 4.31　Froment 征。(a)正常。(b)异常。

尺神经麻痹筛查试验(图 4.32)

提示尺神经麻痹。

▶**步骤**：嘱患者握拳。

▶**评估**：环指和小指保持伸直，掌指关节和近指间关节不能屈曲。这是骨间肌瘫痪的表现。尺神经长期麻痹患者表现为第 4、5 掌骨和第 1、2 掌骨间明显的肌肉萎缩。

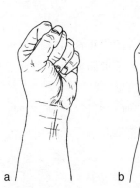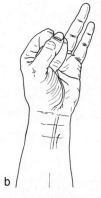

图 4.32 尺神经麻痹筛查试验。(a) 正常。(b)环指和小指不能屈曲。

内在肌试验(图 4.33)

提示尺神经病变性压迫。

▶ **步骤:**嘱患者环指和小指夹持一张纸。检查者试图将纸抽出。

▶ **评估:**存在尺神经病变时,小指内收受限不能夹纸。试验双侧进行对比。尺神经压迫可发生在腕关节、肘关节和腕关节 Guyon 管。压迫的另一表现是 Tinel 征和环指、小指的感觉异常。完全性尺神经麻痹导致手内在肌功能丧失。手指掌指关节过度背伸,近、远指间关节屈曲。

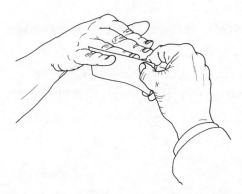

图 4.33 内在肌试验。

O 形试验（抓捏征）(图 4.34)

▶**步骤**：捏的过程中包含多个肌肉的联合运动。正常时拇指和示指组成"O"形。如参与肌肉功能正常，检查者将手指插入拇指和示指间做牵拉动作时不改变"O"形的形状。

▶**评估**：骨间前神经综合征伴示指屈指深肌和拇长屈肌瘫痪时，拇指和示指远指间关节处于伸直位，患者不能将拇指和示指组成恰当"O"形。

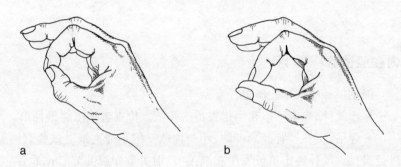

a　　　　　　　　　　　　　　b

图 4.34　O 形试验。(a)正常。(b)示指指深屈肌和拇长屈肌瘫痪引起的异常。

屈腕试验(图 4.35)

评估前臂远端神经病变。

▶**步骤**：患者坐位，双前臂旋后。嘱患者屈曲腕关节，首先自然屈曲，然后对抗检查者阻力屈曲。

▶**评估**：主动抗阻力屈曲无力提示前臂屈肌轻瘫或麻痹，特别是桡侧屈腕肌。无阻力情况下无力是完全瘫痪的表现。主动抗阻力屈曲无力时提示正中神经在肘关节或更高水平的病变。对抗阻力时完全不能屈腕提示正中神经和尺神经均受累。

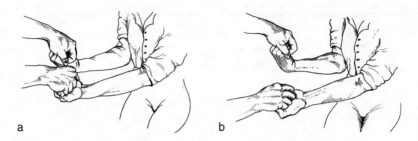

图 4.35　屈腕试验。(a)正常。(b)左前臂主动屈腕无力。

第 **5** 章 髋关节

髋部疼痛原因众多。在儿童和青少年,髋部疼痛通常是较严重的疾病,因此需要周密检查。

患者通常主诉腹股沟区或大转子后方疼痛,偶尔向大腿中段至膝关节放射。因此,髋部疾病容易被误认为膝关节疾病,特别是儿童。鉴别诊断还应该包括内收肌腱和腰椎疾患,特别是骶髂关节疾病。

很多髋部疼痛性疾病与特定年龄段有关。导致儿童髋关节疼痛的常见原因包括髋关节慢性脱位和 Legg–Calvé–Perthes 病。导致青少年髋关节疼痛的原因是股骨头骨骺滑脱。导致成人髋关节疼痛的原因是髋关节发育不良和骨性关节炎。

未行治疗或未充分治疗的先天性关节脱位伴持续性髋臼发育不良是导致关节继发性退行性变的最常见因素。患者通常将走路痛描述为腹股沟区疼痛,通常归因于髋关节发育不良。

股骨头无菌性缺血坏死、外伤、"自然"老化、风湿和代谢障碍是导致髋关节退行性变的其他原因。髋关节有强有力的肌肉包绕。单项检查提供的髋关节状况的诊断信息量有限。甚至严重的髋关节积液也不能被发现。下肢的姿势(髋关节屈曲挛缩、异常旋转或患肢缩短)和脊柱的姿势(侧凸或后凸)对于骨盆的评估是重要的。姿势异常可能是髋关节疾病造成的,可使我们对髋关节状况做出结论。

　　骨盆正常存在前倾,从而产生脊柱前凸。髋关节挛缩导致下肢、骨盆和背部畸形。患者站立位时畸形程度较平卧位时明显。髋关节屈曲挛缩可导致腰椎前凸增加;挛缩通过增加骨盆前倾和脊柱前凸代偿。下肢真性或假性缩短也可严重影响下肢姿势和步态。当行下肢长度检查时,应该注意由髋关节外展或内收挛缩造成下肢延长或缩短的可能性。下肢在髋关节存在外展挛缩时,患者只能通过倾斜骨盆使双下肢保持平行。这一动作将正常侧髋关节上提,下肢表现为缩短。内收挛缩也有类似效果,这种情况下患肢表现为缩短。如果患者不愿单腿脚尖站立来代偿肢体的缩短,则必须屈曲对侧膝关节。通过增加骨盆前倾代偿髋关节额外的屈曲。

　　髋关节疾病导致的骨盆异常姿势可引起腰椎侧凸和脊柱扭转或腰椎后方的代偿弯。

　　评估患者的步态可使检查者明确关节源性(骨性关节炎或炎症)步态异常或肌源性步态异常。Duchenne 减痛步态时,患者试图减轻疼痛髋关节的负重。Trendelenburg 步态是由外展肌无力,主要是臀肌无力造成的,导致支持相时未受累侧骨盆下沉。肢体缩短造成的代偿性跛行,支持相时躯体的移动较下肢稍明显。其他时相步态相对平滑。关节融合时因支持相骨盆下沉并不产生真正的跛行。相反,骨盆矢状面上倾斜增加,腰椎由过度前凸变为后凸,使股骨在摆动相时前倾。

　　其他功能试验用于进一步评估髋关节疾病、阐明病因并明确诊断。

　　髋关节活动范围见图 5.1。髋关节疾病相关临床试验见图 5.2。

髋关节活动范围(中立位 0°法)

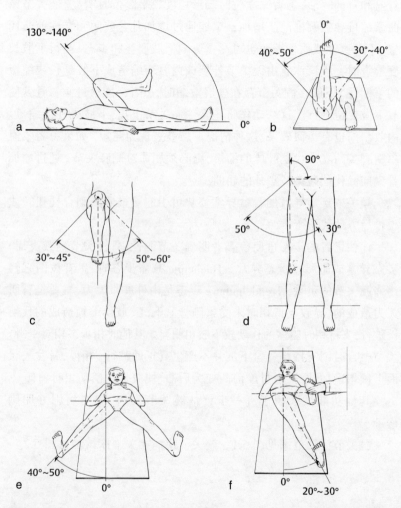

图 5.1 (a)髋关节屈曲和伸直,仰卧(过伸 10°)。(b,c)髋关节内、外旋:俯卧,髋关节伸直(b);仰卧,髋关节屈曲(c)。(d)髋关节外展和内收。(e,f)髋关节外展和内收。

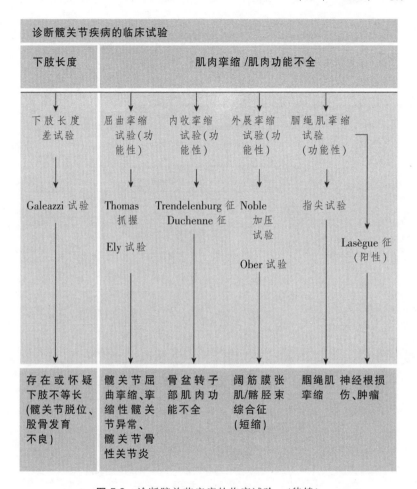

图 5.2 诊断髋关节疾病的临床试验。(待续)

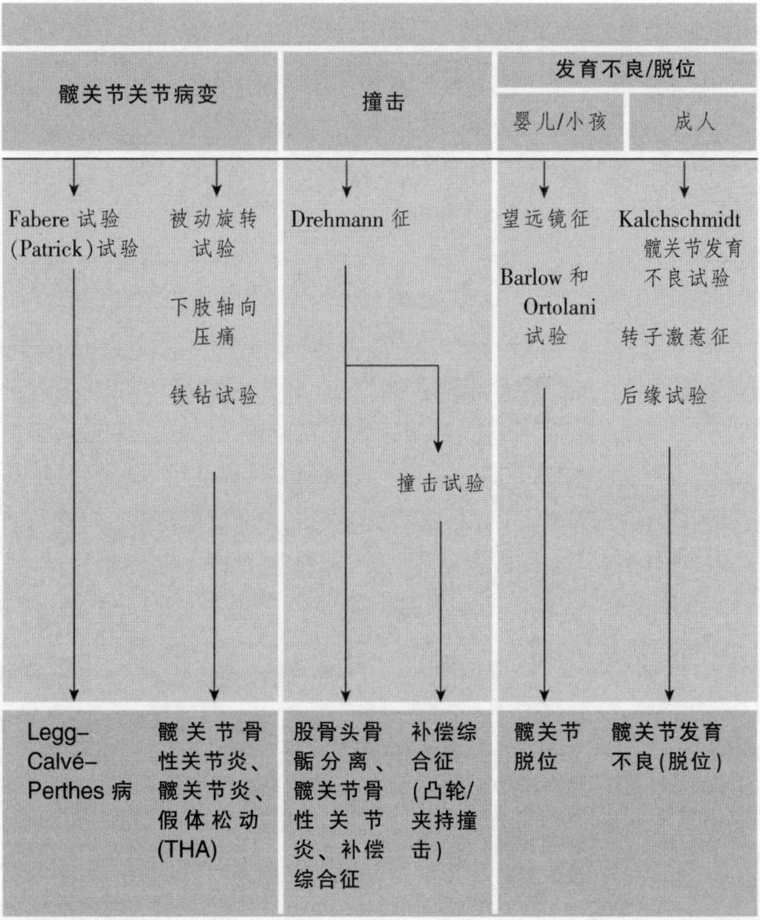

髋关节关节病变		撞击	发育不良/脱位	
			婴儿/小孩	成人
↓	↓	↓	↓	↓
Fabere 试验 (Patrick)试验	被动旋转试验	Drehmann 征	望远镜征	Kalchschmidt 髋关节发育不良试验
	下肢轴向压痛		Barlow 和 Ortolani 试验	转子激惹征
	铁钻试验	↓ 撞击试验		后缘试验
Legg–Calvé–Perthes 病	髋关节骨性关节炎、髋关节炎、假体松动 (THA)	股骨头骨骺分离、髋关节骨性关节炎、补偿综合征	补偿综合征 (凸轮/夹持撞击)	髋关节脱位	髋关节发育不良(脱位)

THA,全膝关节置换。

图 5.2(续)

髋关节解剖见图 5.3。

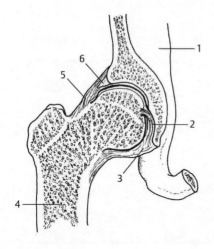

图 5.3 髋关节解剖。

1.髂骨。

2.股骨头韧带。

3.髋臼横韧带。

4.股骨。

5.关节囊与髂股韧带、坐股韧带。

6.髋臼盂唇。

功能试验

指尖试验(图 5.4)

评估腘绳肌挛缩。

▶**步骤**:患者坐位,用同侧上肢把持下肢并向躯干靠拢(屈髋、屈膝)。另一侧下肢保持伸直。嘱患者自由臂指尖触摸伸直下肢的足趾。

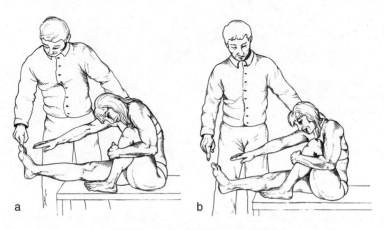

图 5.4 指尖试验。(a)正常。(b)腘绳肌挛缩。

对侧重复上述试验。

▶**评估**：存在腘绳肌挛缩时，患者只能将指尖大致伸至足的区域，同时主诉股后牵拉痛。两侧存在差异并出现症状时为阳性结果。双侧无差别、无痛的进行性腘绳肌短缩较为常见。导致活动受限的次要因素是脊柱疾病和髋关节骨关节炎。

▶**注意**：通过其他试验排除神经根刺激症状。缩短的腘绳肌可增加髌骨后方压力从而出现髌骨后综合征。

股直肌挛缩试验(图 5.5)

评估股四头肌挛缩。

▶**步骤**：患者仰卧，小腿垂于检查床沿。嘱患者抓住一侧膝关节并向胸部靠拢。检查者注意观察下垂肢体的角度。对侧重复上述试验。

▶**评估**：股直肌挛缩时，将膝关节向胸部靠拢时，对侧平放的肢体

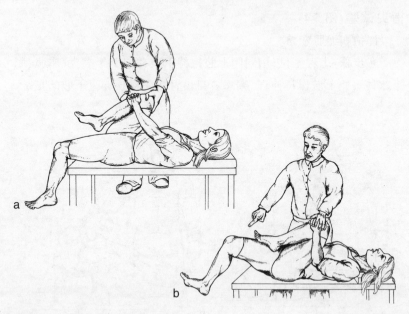

图 5.5　股直肌挛缩试验。(a)左侧髋关节屈曲无受限。(b)右髋屈曲挛缩的异常表现。

将产生屈曲;屈曲产生的时机取决于挛缩程度。髋关节疾病、腰大肌刺激(腰大肌脓肿)、腰椎疾病伴前凸增加、骨盆倾斜度改变引起髋关节屈曲挛缩时,试验也可表现为阳性。

▶注意：股四头肌挛缩可增加髌骨后方压力从而出现髌骨后综合征。

股直肌牵拉试验(Ely 试验)(图 5.6)

▶步骤：患者俯卧,检查者检查膝关节被动屈曲活动,双侧对比。

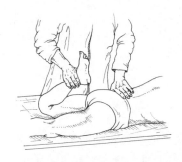

图 5.6　股直肌牵拉试验(Ely 试验)。

▶评估：足跟与臀肌间的距离增加或同侧髋关节自发屈曲,提示股直肌功能性短缩。

伸髋试验(图 5.7)

评估髋关节屈曲挛缩。

▶步骤：患者俯卧,双侧髋关节屈曲于检查床边缘。未行检查的肢体固定于检查者双腿之间,用椅子支撑或只是让其下垂。

检查者一手固定骨盆,另一手缓慢伸直检查侧下肢。俯卧位可完全代偿腰椎前凸。

▶评估：骨盆开始移动或腰椎开始出现前凸的点为髋关节伸直的终点。大腿与水平面(检查床)间的夹角可大体显示髋关节挛缩的程度。这一试验可以很好地评估髋关节屈曲挛缩,特别是双侧挛缩(例如,痉挛)。

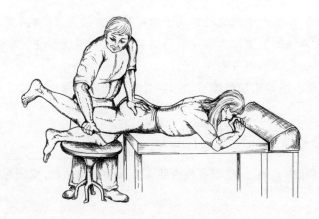

图 5.7 伸髋试验。

Thomas 抓握(图 5.8)

评估髋关节屈曲挛缩。

▶**步骤**：患者仰卧。屈曲未受累髋关节直至腰椎前凸消失，检查者可将手插入患者腰椎与检查床之间进行验证。这一姿势下检查者固定骨盆于自然位置。骨盆前倾 12°，骨盆前倾导致腰椎前凸。髋关节屈曲挛缩的增加可通过加大腰椎前凸代偿，这时患者只是看起来姿势正常。

▶**评估**：大腿平放于检查床上，髋关节伸直只能到达中立位(0°)。髋关节屈曲越大，骨盆越垂直。只要检查侧肢体与检查床接触，骨盆倾斜度就与髋关节最大过伸一致。

屈曲挛缩时，髋关节受累侧下肢不能继续伸直置于检查床。相反，随着髋关节屈曲或骨盆倾斜增加，下肢屈曲逐渐增加。通过测量受累侧下肢与检查床间的角度可量化髋关节屈曲挛缩程度。

髋关节挛缩可发生在骨性关节炎、炎症和髋关节畸形。这些疾病也可导致脊柱异常。

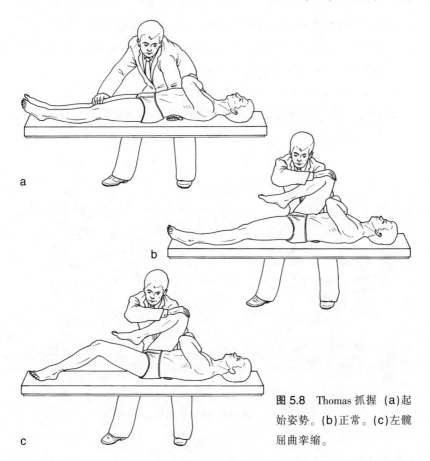

图 5.8　Thomas 抓握 (a)起始姿势。(b)正常。(c)左髋屈曲挛缩。

Noble 加压试验(图 5.9)

评估阔筋膜张肌挛缩。

▶步骤:患者仰卧。检查者将患者膝关节屈曲 90°,髋关节屈曲约 50°。另一手轻柔的按压股骨外髁。维持髋关节屈曲位并在股骨外髁加压,被动伸展膝关节。一旦膝关节至屈曲 40°时,嘱患者完全伸直膝关节。

▶评估:阔筋膜张肌起源于髂骨前外侧缘(髂前上棘),是臀中肌的前束,其腱性部分融入髂胫束前缘,进一步加强阔筋膜。

阔筋膜张肌注入髂胫束,髂胫束又置于胫骨近端的 Gerdy 结节。膝关节自 30°位伸直时髂胫束应力最大。

髂胫束近端或远端的疼痛提示肌肉挛缩或髂胫束自身挛缩。随着伸直增加,股后出现疼痛提示腘绳肌挛缩,不能与髂胫束挛缩混淆。

髂胫束摩擦综合征存在时,行走时这一试验常为阳性。

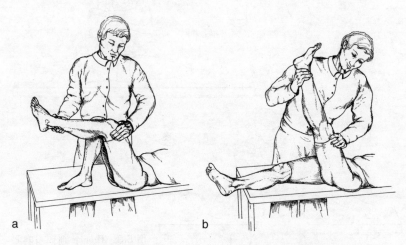

图 5.9 Noble 加压试验。(a)起始位。(b)伸直。

Ober 试验(图 5.10)

股四头肌挛缩、无弹性及腘绳肌短缩可导致髌后应力增加。髂胫束短缩可导致髂胫束外侧及髌外侧支持带结合部疼痛,也可导致髌股关节功能异常。

▶**步骤**:患者侧卧。接受检查的下肢轻度内收、髋关节轻度过伸。如果髂胫束严重短缩,几乎不可能内收。

检查者将一手置于髂胫束远端,以评估肌肉张力。另一只手抓住小腿近踝关节处,检查者用前臂标记骨盆的回避动作。通过将患者小

腿向地面方向按压使髂胫束处于紧张状态。在不同屈曲度检查膝关
节状况。

　　▶**评估:** 膝关节接近伸直位时容易发现张力增高。然而,膝关节
屈曲时髂胫束起点与止点距离缩短、张力降低。仔细触诊可探及髂胫
束近止点处波动,这种情况见于髂胫束摩擦综合征或滑囊炎。

　　患者经常主诉疼痛性质与慢跑时的感觉极为相似。

　　髂胫束或阔筋膜张肌严重挛缩时,屈曲 30°~60°时也可以感觉到
疼痛。

　　▶**注意:** 外侧过度加压时,髂胫束的牵拉可能导致髌骨外侧脱位。

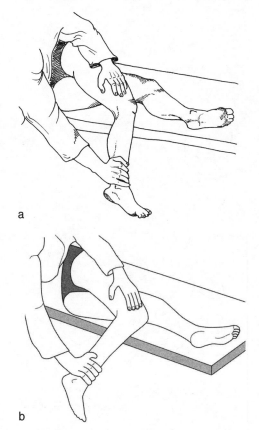

a

b

图 5.10　Ober 试验。(a)起始
姿势。(b)将小腿向地面方向
按压。

　　虽然膝关节伸直时髂胫束张力更大,但根据 Ober 的描述,试验是膝关节处于屈曲状态下进行的。另外,当膝关节屈曲时试验过程中股神经可能收到牵拉。如果出现神经症状,如感觉异常和(或)放射痛,则应怀疑 L3~L4 神经根刺激。

　　大转子处的疼痛提示肌腱病或滑囊炎。

Drehmann 征(图 5.11)

　　▶步骤:患者仰卧。检查者抓患者踝关节和膝关节,使膝关节屈曲。髋关节疾病时,膝关节屈曲导致髋关节外旋增加。这一运动可以无痛,也可引起疼痛。

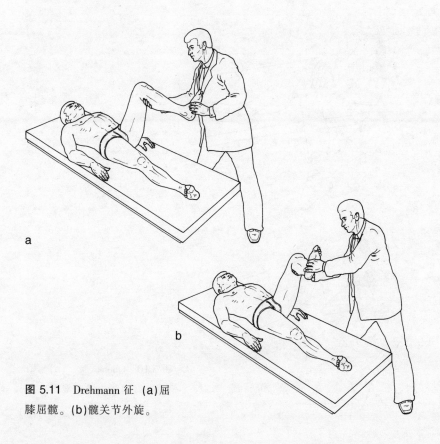

图 5.11　Drehmann 征　(a)屈膝屈髋。(b)髋关节外旋。

▶ **评估**：青少年 Drehmann 征阳性主要发生在股骨头骨骺滑脱。随着髋关节屈曲，大腿代偿性外旋增加。然而，髋关节感染、早期骨性关节炎或肿瘤也可导致试验阳性。

被动旋转试验(圆木滚动试验)(图5.12)

▶ **步骤**：患者仰卧。检查者一手置于患者大腿，另一手置于踝关节，轻柔地来回滚动下肢，交替外旋和内旋髋关节。这一过程中，股骨头在髋臼内部活动，无神经和肌腱组织的作用。

▶ **评估**：与对侧对比疼痛或活动受限，提示髋关节内部病变。

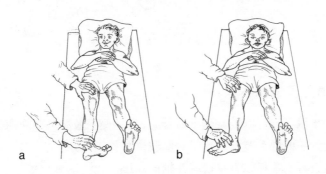

图 5.12 被动旋转试验(圆木滚动试验)。(a)内旋。(b)外旋。

铁砧试验(图5.13)

▶ **步骤**：患者仰卧，下肢伸直。检查者将伸直的下肢稍微抬高，另一手握拳轴向叩击足跟。

▶ **评估**：击打力量向髋关节传递。腹股沟或大腿近髋关节处疼痛提示髋关节疾病(例如，髋关节骨性关节炎或炎症)和股骨颈骨折。全髋关节置换患者，则提示假体松动(腹股沟区疼痛提示髋臼部件松动，而大腿外侧疼痛提示股骨柄松动)。

腰椎症状则见于腰椎间盘突出或类风湿性脊柱病变患者。

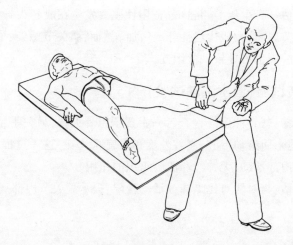

图 5.13　铁砧试验。

下肢轴向压痛（图 5.14）

▶ 步骤：患者仰卧，一侧下肢伸直，另一侧下肢膝关节屈曲、髋关节外旋。一侧踝关节外侧置于对侧肢体髌骨正上方。

检查者双手抓住大腿远端并轴向加压。

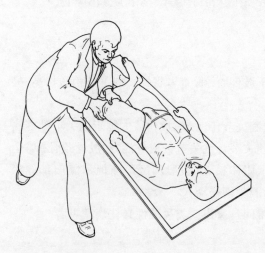

图 5.14　下肢轴向压痛。

▶**评估**:这一动作使髋关节受压并影响受累侧骨盆。

腹股沟处疼痛提示髋关节疾病,如骨性关节炎。全髋关节置换患者则提示内置物松动。

腰椎症状则见于腰椎间盘突出或类风湿性脊柱病变患者。

梨状肌试验(图 5.15)

评估梨状肌挛缩。

▶**步骤**:患者侧卧,患肢位于上方。屈膝、髋关节屈曲 60°。检查者一手固定髋关节,另一手于膝关节向下施加压力。

▶**评估**:如果梨状肌紧张,可诱发肌肉疼痛。如果梨状肌压迫坐骨神经,可引起臀部疼痛和坐骨神经痛。

15% 的人群坐骨神经或骶丛其他分支穿过梨状肌而不是自其下方通过。这类人群更容易出现梨状肌综合征。

梨状肌疼痛性短缩也可造成髋关节内旋受限。

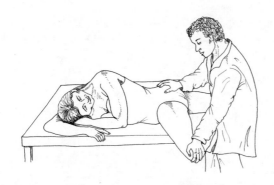

图 5.15 梨状肌试验。

Trendelenburg 征/Duchenne 征(图 5.16)

检查骨盆和转子部肌肉功能。

▶**步骤**:患者站立,检查者站于其后。嘱患者通过屈髋、屈膝抬高一侧下肢。

▶**评估**:单腿站立时,负重侧的骨盆和转子部肌肉收缩,无负重侧骨盆抬起,使其保持水平。这一过程可以使步态一致。当臀部肌肉受损(髋关节脱位、麻痹或多种髋关节手术后导致的无力)导致功能缺失时,负重侧不能支持骨盆,正常、无负重侧骨盆下垂(Trendelenburg 征阳性,Trendelenburg 征分级见表 5.1)。患者表现为典型的像鸭子一样的摇摆步态,特别是双侧同时受累时(双侧髋关节脱位)。

未受累侧的骨盆下垂将身体重心向同侧转移。患者通过将重心向负重侧肢体转移加以代偿。

▶ **骨盆和转子部肌肉组织功能不全的原因**

■ 真性无力(轻瘫或瘫痪)。

■ 起、止点距离缩短(髋关节脱位、大粗隆高位、内翻截骨、Legg–Calvé–Perthes 病)。

■ 力学改变(股骨颈缩短,前倾增加)。

■ 疼痛。

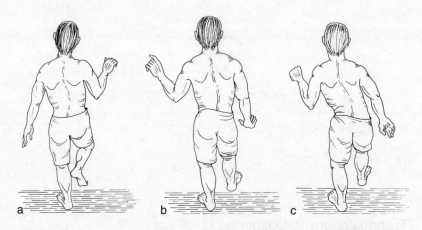

图 5.16 Trendelenburg 征/Duchenne 征 (a)正常髋关节:患者可通过骨盆和转子部肌肉收缩抬高负重侧骨盆。(b)骨盆和转子部肌肉功能不全导致骨盆向正常、非负重侧下垂(Trendelenburg 征)。(c)通过将身体重心向负重侧下肢转移,部分代偿骨盆和转子部肌肉组织功能不全(Duchenne 征)。

表 5.1　Trendelenburg 征分级

阴性	患者可抬起非负重侧骨盆
轻度阳性	患者可维持非负重侧骨盆姿势但不能抬起
阳性	非负重侧骨盆下垂明显

From Hoppenteld 1982.

Legg–Calvé–Perthes 病 Fabere 试验 (Patrick 试验) (图 5.17)

▶ **步骤**：患儿仰卧，一侧下肢伸直，另一侧下肢膝关节屈曲。屈曲侧下肢踝关节外侧交叉置于伸直侧膝关节上方。也可以将屈曲侧肢体的足底接触对侧膝关节中部。然后屈曲侧肢体下压或向远侧下垂至外展位。

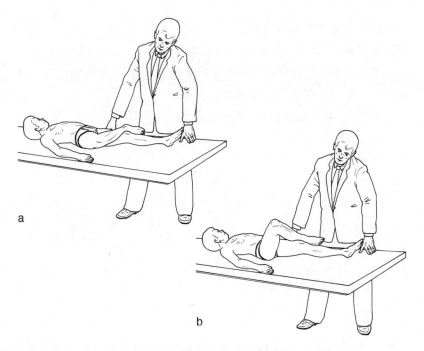

图 5.17　Fabere 试验 (Patrick 试验)。(a) 正常。(b) 疼痛性外展受限的异常表现。

▶**评估**:通常下肢外展到膝关节几乎触及检查床。双侧对比并测量膝关节至床面的位置。Patrick 试验阳性侧,活动障碍,内收肌紧张,超过起始位进一步外展时,外展受限患者出现疼痛。腹股沟处疼痛提示 Legg-Calvé-Perthes 病早期。

Legg-Calvé-Perthes 病属于缺血性坏死范畴。此病表现为长骨骨骺、干骺端、跗骨、腕骨骨骺软骨内骨化。Legg-Calvé-Perthes 病是最常见的缺血性骨坏死,主要发生于 3~12 岁,在 4~8 岁时发病率最高。早期阶段患儿容易疲劳并出现轻度跛行。患儿主诉髋关节轻度疼痛,偶尔只主诉膝关节疼痛。

▶**注意**: 成人试验阳性伴活动受限和压痛点提示髋关节疾病或髂腰肌挛缩。鉴别诊断中,必须排除同侧骶髂关节功能障碍。

望远镜征(图 5.18)

提示先天性髋关节脱位。

▶**步骤**:检查者一手抓受累侧下肢,被动屈髋、屈膝。另一手置于髋关节后外侧。检查者拇指触诊大转子,示指触诊股骨头的运动。引导下肢的手臂交替轴向加压和牵引股骨。

▶**评估**:髋关节脱位时,下肢表现为缩短或延长。触诊手随大转子和股骨头运动进入脱臼位置并返回复位。

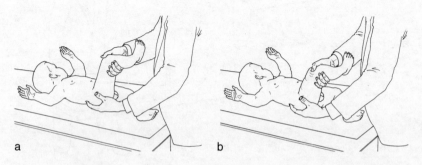

a　　　　　　　　　　　　　　　　b

图 5.18　望远镜征。(a)显示肢体缩短或延长。(b)显示牵引时肢体延长。

Barlow 和 Ortolani 试验（图 5.19）

此试验用于评估婴幼儿髋关节不稳。

▶**步骤**：幼儿仰卧，固定骨盆，检查者一手屈曲患儿一侧下肢。另一只手抓住受检查侧下肢的膝关节和大腿，拇指和示指置于腹股沟皱褶前方。

大腿开始处于极度内收位，检查者适当施加轴向压力，同时自内侧对大腿施压使其外展。活动过程中，其余手指提供可控的富有弹性的对抗。随着应力方向的改变，拇指和示指间可触及髋关节的不稳。

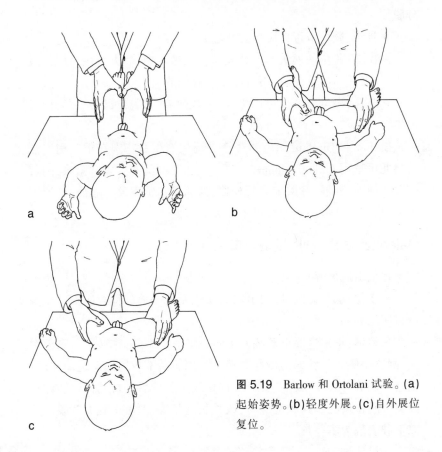

图 5.19 Barlow 和 Ortolani 试验。(a) 起始姿势。(b)轻度外展。(c)自外展位复位。

这一试验称 Barlow 脱位试验。检查的第二步,检查者在轴向加压下缓慢外展大腿。如果第一步中股骨头被推出髋臼中心(Barlow 试验),这时股骨头复位,检查者手指可在大转子处触及弹响,这一弹响称为 Ortolani"咔嗒"声。

双下肢应分别重复检查。

▶**评估**:这一检查可发现髋关节不稳并确定不稳的程度。Tönnis 将不稳分为 4 个等级。

■ Ⅰ级:轻度不稳无弹响。

■ Ⅱ级:髋关节脱位。单独外展下肢即可导致髋关节脱位或大部分脱位。

■ Ⅲ级:髋关节可以脱位并复位。

■ Ⅳ级:脱位的髋关节不能复位。髋臼空虚,后方可触及脱位股骨头;外展活动严重受限,不可能复位髋关节。

▶**注意**:出生第一天可以出现"干性弹响"无脱位,但是之后即可消失。

Barlow 和 Ortolani 试验对于 2~3 周的新生儿特别有用。稍大点的婴儿可选用 Ludloff-Hohmann 试验。由于腘绳肌生理学紧张,随着髋关节屈曲、外展,膝关节自行屈曲,这属于正常现象。屈曲、外展髋关节时,膝关节可完全伸直提示髋关节不稳。

Galeazzi 试验(Allis 试验)(图 5.20)

评估下肢不等长。

▶**步骤**:患者仰卧,膝关节屈曲 90°,足底平放于检查床上。检查者自床尾和侧方评估双下肢姿势。

▶**评估**:正常情况下双膝处于同一水平。如果一侧膝关节高于对侧,则这一侧胫骨长或对侧胫骨短。一侧膝关节较对侧向远端突出,则这一侧股骨长或对侧股骨短。评估股骨长度后需行其他试验评估髋关节脱位情况。这种情况时,股骨长度相等,但由于髋关节脱位使双下肢表现为不等长。

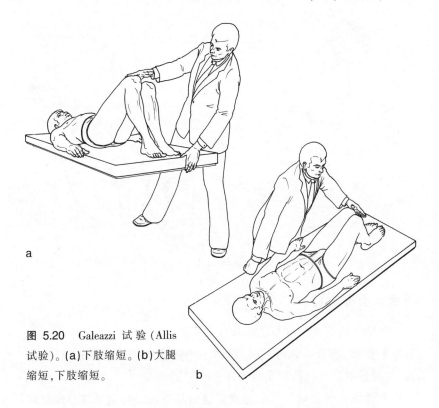

图 5.20 Galeazzi 试验 (Allis 试验)。(a)下肢缩短。(b)大腿缩短,下肢缩短。

▶ **注意:**如果双侧髋关节脱位时,Galeazzi 试验表现为假阴性。

前倾试验(Craig 试验)(图 5.21)

▶ **步骤:**试验在俯卧位下进行。患者屈膝,检查者一手旋转小腿,另一手触摸大转子并确定其何时处于最外侧。

▶ **评估:**大转子处于最外侧时,可通过小腿与垂线之间的夹角直接评估前倾的程度。这一姿势下股骨颈处于水平位,而股骨髁和小腿代表前倾角度。

有经验的检查者实施检查的精确度可与影像学测量相媲美。

出生时,前倾角约为 40°;成人时调整至 8°~15°。前倾增大可导致膝关节撞击或内八字步态。

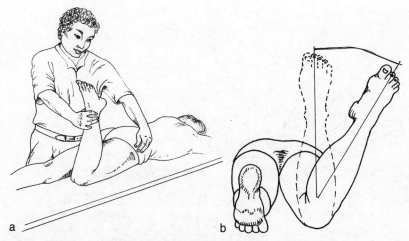

图 5.21 前倾试验。(a)屈膝 90°。(b)小腿与垂线间的偏移角。

下肢长度差试验(图 5.22)

评估下肢真实长度与功能长度差。

▶**步骤**:患者站立时,缩短肢体下不同高度(0.5cm、1cm、2cm)的垫片,使骨盆完全代偿后实施实际长度差的测量。

▶**评估**:骨盆倾斜代偿通常是显而易见的,特别是站立位前倾时。骨盆恢复水平时,肢体长度的缩短与足底垫片的总厚度相等。自患者后方触摸髂嵴估计下肢长度差通常不精确。虽然影像学证实下肢完全等长和脊柱垂直,但髂骨翼(髂嵴)通常不在同一平面。髋关节发育不良时,经常出现髂骨翼不对称的情况。髋臼发育不良侧髂骨翼通常较小。通常只需要通过骶骨和下腰椎的站立位平片对下肢不等长的类型和程度做出可信的结论。

当放置垫片不能代偿骨盆倾斜时,患者存在一个或多个关节的固定畸形或固定型脊柱侧凸,导致功能性下肢长度不等。这一功能性差别是由髋关节的屈曲或内收挛缩导致的。骨盆向正常侧下沉,正常侧下肢表现为延长而受累侧肢体表现为缩短。

髋关节外展挛缩导致下肢功能性不等长。骨盆向受累侧下沉;正

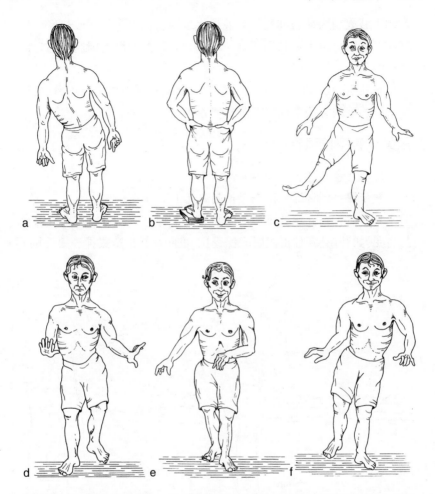

图 5.22 下肢长度差试验。(a,b)下肢实际缩短：患者站立下肢表现为等长。通过骨盆倾斜和脊柱侧凸代偿左下肢缩短(a)。可通过左下肢垫垫片消除骨盆倾斜和脊柱侧凸姿势(b)。(c,d)下肢功能性延长：右下肢外展挛缩(c)。骨盆向患侧下沉，表现为正常侧下肢缩短，受累侧肢体延长(d)。(e,f)下肢功能缩短：右下肢内收挛缩(e)。受累侧下肢表现为缩短，正常侧肢体表现为延长(f)。

常侧下肢表现为缩短和受累侧肢体表现为延长。实际下肢长度差最好在患者站立位下评估和测量,功能性长度差的测量则应在患者仰卧位测量。

▶ **注意**:我们也可以用皮尺测量髂前上棘到内踝的距离,直接测量下肢长度的方法来确定下肢长度差。

髋关节和腰椎强直(图 5.23)

提示儿童脊髓病变和椎间盘疾病。

▶ **步骤**:患儿仰卧,检查者抬起患儿下肢。

▶ **评估**:抬高患儿下肢时维持髋关节伸直的反射性强直提示脊髓病变,如肿瘤、脊柱滑脱时脊髓受压、椎间盘突出造成神经根受压。

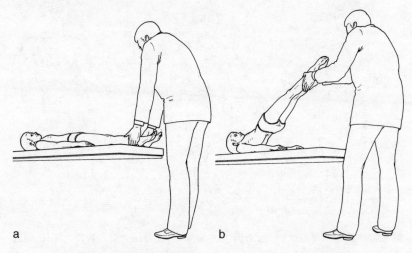

a   b

图 5.23 髋关节和腰椎强直。(a)起始姿势。(b)异常表现。

转子激惹征(自行车试验)(图 5.24)

外展肌功能试验,提示髋关节发育不良。

▶ **步骤**:患者健侧卧位。轻度外展位做蹬车运动。

▶ **评估**:大转子和臀部肌肉疼痛提示外展肌群运动性疼痛,提示

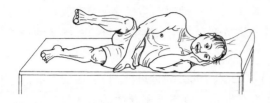

图 5.24　转子激惹征。

髋关节发育不良。此试验只适用于外展肌运动性疼痛患者。除了大转子触痛外，外展肌无力可导致 Trendelenburg 征阳性和有利于髋关节的典型性跛行，以缓解髋关节压力。偶尔盂唇病变或腰大肌腱滑过突出的股骨头引起无症状或疼痛性髋部"弹响"。

后缘试验（图 5.25）

提示髋臼后方盂唇病变。

▶步骤：患者仰卧，髋关节用力屈曲、外展和外旋。然后内收位伸直并内旋。

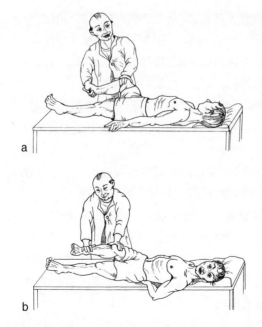

图 5.25　后缘试验（a）用力屈曲、外展和外旋髋关节。（b）内收、内旋伸直髋关节。

▶**评估**:操作过程中,股骨头的活动对后方关节囊–盂唇复合体施加压力和剪切应力。后方关节囊和(或)盂唇病变可引起髋关节后外侧疼痛。

诊断性封闭试验(关节内注入 10mL 局部麻醉剂)可鉴别关节内和关节外病变。如果存在盂唇损伤,疼痛性限制性活动使髋关节屈曲、旋转和关节囊形态受限,盂唇激惹试验阳性在封闭后即刻完全恢复正常或明显缓解。

Kalchschmidt 髋关节发育不良试验(图 5.26)

评估髋关节发育不良的症状。

大多数髋关节发育不良患者主诉的症状是负重时腹股沟、大转子或两处均有疼痛。但有的患者不能明确说出症状的确切位置,主诉下腰部、臀部和大腿疼痛。

对于临床和影像学检查提示的疼痛性髋关节发育不良, 以下试验有助于诊断。

▶**试验 1**:患者用疼痛侧肢体站立,检查者扶患者肩部并旋转其身体使受累侧髋关节做最大外旋(图 5.26a,b)。身体后仰可使髋关节过伸。

如果症状由髋关节发育不良所致,则出现腹股沟区疼痛。当检查者扶患者肩部使其身体前屈,髋关节处于内旋时疼痛消失。

▶**试验 2**:患者俯卧(膝关节下方可放置沙袋)。按压患者臀部,检查者将其膝关节屈曲 90°并对大腿逐渐施加有弹性的外旋应力(图 5.26c)。

如果症状由髋关节发育不良所致,则患者主诉腹股沟区疼痛。双侧对比时,这一试验可提供有用的诊断信息,并且简便易行。

▶**试验 3**:患者仰卧。检查者首先触摸髂前下棘下方的髋部。检查者伸直上肢,用小鱼际隆起逐渐对股骨头加压(图 5.26d)。

如果症状由髋关节发育不良所致,患者主诉疼痛。双侧对比时这一试验可提供有用的诊断信息。检查者经常可以察觉到试验中偏离中心的前脱位的股骨头回到髋臼内。

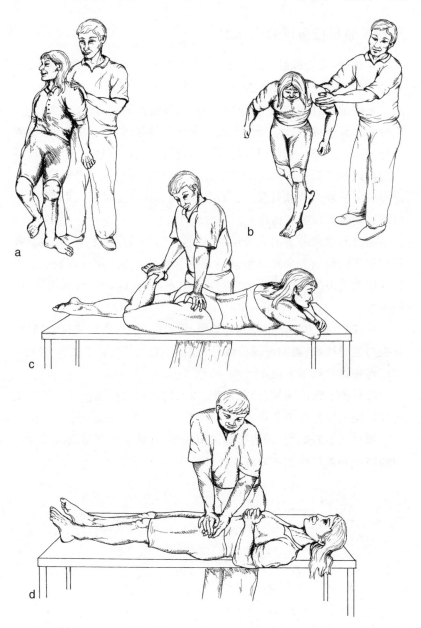

图 5.26　Kalchschmidt 髋关节发育不良试验。(a,b)试验 1。(c)试验 2。(d)试验3。

股骨颈髋臼撞击试验（图 5.27）

▶步骤：患者仰卧。检查者一手抓患肢近足跟处，一手抓膝关节，被动屈髋、屈膝。髋关节过度屈曲、内旋并内收。

▶评估：屈曲、内旋受限伴腹股沟区疼痛为试验阳性。用力屈曲、内收和内旋髋关节使股骨颈与髋臼前外侧缘接触。股骨头与颈交界处（凸轮撞击）和（或）髋臼前缘（钳夹样撞击征）的骨性凸起使得股骨颈与髋臼前缘较正常情况下更早接触。臼窝过深时也可出现撞击。撞击导致盂唇和关节软骨病变，特别是年轻和体育运动的人群中，其坐位和运动时出现腹股沟疼痛。

通过屈曲和外旋的联合运动，症状可部分或完全缓解，此时股骨颈相对于臼顶前方向外移位从而避免了撞击。必须注意鉴别引起内旋和屈曲受限的其他疾病，包括 Legg–Calvé–Perthes 病、骨骺滑脱、前倾减小。

▶注意：用力被动过伸和外旋可导致股骨头疼痛性脱位，这时股骨头与盂唇接触，盂唇可部分或完全撕裂（髋关节发育不良）。髋关节深层疼痛提示后下方撞击。

股骨偏心距的缩短（凸轮撞击）以及臼顶扩大引起的结构性改变可导致髋关节骨性关节炎。

如存在盂唇病变，用力做髋关节屈曲、外展和内旋运动时股骨颈与髋臼前外侧缘接触可导致疼痛（撞击试验）。

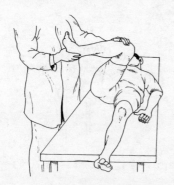

图 5.27　股骨颈髋臼撞击试验。

第 **6** 章 膝关节

在过去的几年内我们对膝关节的认识飞速扩展。对于膝关节解剖、生物力学和病理生理学的新的信息改善了我们对膝关节疾病的诊断和治疗。膝关节外伤，特别是与体育运动相关的损伤已经成为主要的研究方向。

如今无创的检查方式，如超声、CT 和 MRI 可精确评估膝关节疾病和结构性损伤。诊断性关节镜检查已经发展为外科治疗手段。

膝关节症状的诊断性评估始于病史采集和物理检查。首先通过膝关节前后位和侧位片，以及髌骨和滑车轴位片检查发现膝关节骨性结构的改变。

确定疼痛部位和类型、疼痛持续时间和(或)何时出现疼痛(负重痛、关节绞锁等)非常重要。检查和评估轴向偏移(膝外翻、膝内翻、膝关节反屈或屈曲畸形)、膝关节肿胀和肌肉萎缩对引起关节症状的疾病提供大量信息。触诊为检查者确定异常关节结构提供了更精确、更详尽的信息。主、被动活动试验，有些涉及复杂运动也可用于明确诊断。了解事故发生的机制对膝关节外伤诊断非常重要。外伤的类型和严重程度有赖于受力方向、持续时间、创伤强度和受伤时关节所处的位置。

儿童和年轻患者中，引起膝关节疾病主要因素包括运动伤和发育畸形(髌骨轴向偏离、畸形等)。例如，青少年患者在学校体育活动中从事跳跃运动后出现胫骨结节处疼痛应考虑 Osgood-Schlatter 病。年龄稍大的青少年胫骨结节处疼痛考虑髌腱炎(跳跃者膝)。年轻患者半月板退行性损伤可出现不明原因的半月板突发撞击症状。老年患者,老化、创伤后、职业应力、先天性或获得性畸形导致的关节内初发或陈旧撕裂是导致膝关节症状的主要因素。老年人无外伤,膝关节弥散性疼痛一般是半月板退行性变或关节磨损的症状,同时伴有膝关节肿胀和发热感。髌后关节炎患者上楼梯和下山行走时疼痛,偶可感觉不稳。Baker囊肿患者主诉腘窝疼痛。

除了这些典型的疼痛描述外,任何不典型的疼痛描述均应仔细评估。鉴别诊断必须包括膝关节周围的异常。髋关节骨性关节炎患者经常主诉膝关节放射痛。骶髂关节和腰椎变化、肢体缩短、力线改变和踝关节畸形也可出现膝关节症状。

评估周围神经血管功能障碍时应该考虑到其他脏器的疾患。类风湿关节炎患者60%膝关节受累。对于单纯膝关节炎,应考虑Lyme病的可能。周详的病史和大量的实验室检查有助于这些疾病的鉴别诊断。

膝关节试验

膝关节屈曲和伸直状态见图6.1。

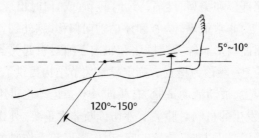

图6.1 屈曲和伸直。当伸直时不存在内、外旋。膝关节屈曲90°、小腿自然下垂时,膝关节可有10°内旋和25°外旋。

诊断膝关节疾病的临床试验见图6.2。

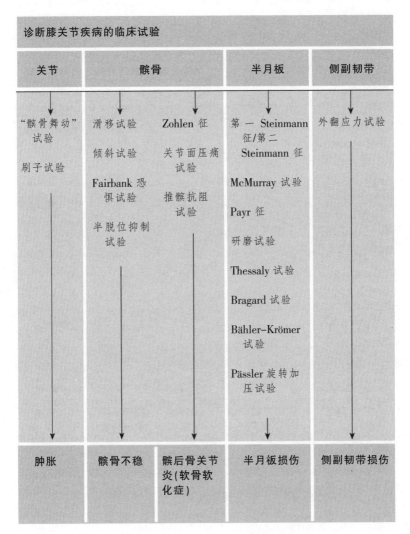

图 6.2 诊断膝关节疾病的临床试验。(待续)

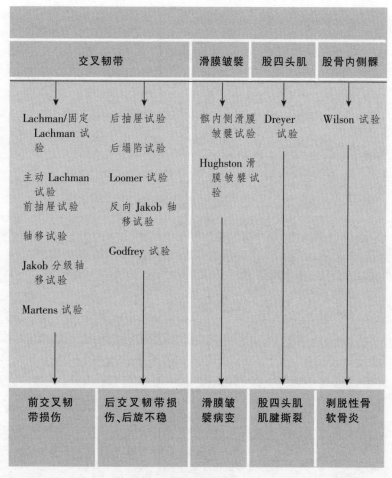

	交叉韧带		滑膜皱襞	股四头肌	股骨内侧髁
Lachman/固定 Lachman 试验	后抽屉试验		髌内侧滑膜 皱襞试验	Dreyer 试验	Wilson 试验
	后塌陷试验				
主动 Lachman 试验	Loomer 试验		Hughston 滑 膜皱襞试 验		
前抽屉试验					
轴移试验	反向 Jakob 轴 移试验				
Jakob 分级轴 移试验	Godfrey 试验				
Martens 试验					
前交叉韧 带损伤	后交叉韧带损 伤、后旋不稳		滑膜皱 襞病变	股四头肌 肌腱撕裂	剥脱性骨 软骨炎

图 6.2(续)

肌肉牵拉试验

　　检查肌肉状态的试验与检查活动度试验相辅相成。除了确定单一肌群外，注意大腿和小腿肌肉短缩和挛缩情况同等重要。

股四头肌牵拉试验（图 6.3）

▶**步骤**：患者仰卧，检查者被动屈曲其膝关节并将足跟向臀部方向按压。

▶**评估**：正常情况下双侧足跟可到达臀部位置。足跟和臀部之间的距离增加提示股四头肌短缩。

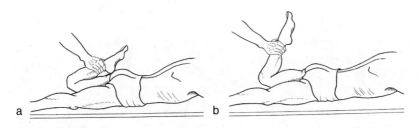

图 6.3　股四头肌牵拉试验。(a)足跟到达臀部。(b)股四头肌短缩造成的活动范围受限。

股直肌牵拉试验（图 6.4）

▶**步骤**：仰卧位行股直肌牵拉试验。患者双手环抱正常侧下肢使其最大屈曲。受累侧下肢悬空于检查床尾，检查者屈曲其膝关节。

▶**评估**：伸髋状态下，患者可轻松将膝关节屈曲至 90°，但当股直肌短缩时膝关节屈曲度<90°。

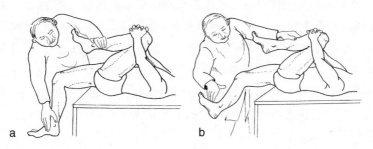

图 6.4　股直肌牵拉试验。(a)伸髋膝关节屈曲 90°。(b)股直肌短缩导致膝关节屈曲受限。

腘绳肌牵拉试验(图 6.5)

▶ **步骤**:患者仰卧位完成此试验。检查者抬高伸直的下肢并记录腰椎前凸消失(腰椎平靠检查床)时髋关节的屈曲度数。

▶ **评估**:角度<90°视为异常。如腘绳肌短缩,只有屈曲膝关节才能使髋关节屈曲增加。

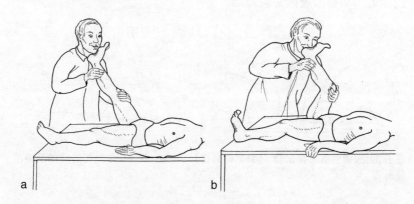

图 6.5 腘绳肌牵拉试验。(a)腘绳肌短缩至髋关节屈曲受限。(b)屈膝可使髋关节屈曲至 90°。

膝关节肿胀(表 6.1)

评估膝关节肿胀时,检查者必须确定肿胀类型和程度。检查者必须区分肿胀和滑膜增厚。正常膝关节内约有 2mL 滑液。血性渗出(关节积血)通常为创伤性的,由韧带撕裂(通常是前交叉韧带)、骨软骨骨折、半月板周围性撕裂所致。关节积血发展相当迅速,1~2 小时内即可形成。触诊有面团感或相对坚硬。表面皮肤触之发热。

非创伤性滑膜积液由慢性关节疾病引起,发展过程通常需要数小时至数天。检查者可触及关节液波动;表面皮肤触之轻度发热。滑膜渗液通常由关节过度活动所致,通过数天制动后可消失。

关节感染时,积液的发展相对延迟。表面皮肤红、热明显。关节积液量大时触诊肌肉紧张伴疼痛,疼痛使活动明显受限。

表 6.1　膝关节肿胀：鉴别诊断和检查

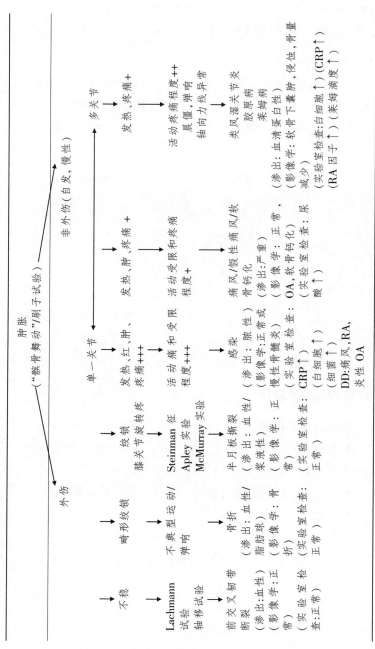

缩写：CRP，C-反应蛋白；DD，鉴别诊断；OA，骨性关节炎；RA，类风湿关节炎。

刷子(抚摸、擦拭)试验(图 6.6)

评估少量积液。

▶ **步骤**：患者仰卧，检查者一手由远到近在膝关节内侧做"抹平"动作。另一手将上隐窝陷自近端、外侧向远端加压推移。

▶ **评估**：即使少量积液也可在膝关节远端内侧触及波动。

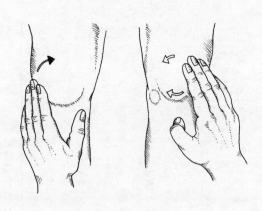

图 6.6　刷子试验。(a)由远到近。(b)由近到远。

"髌骨舞动"试验(图 6.7)

提示膝关节积液。

▶ **步骤**：患者仰卧或站立。检查者一手在髌骨近端按压髌上囊，另一手将髌骨向股骨按压或轻轻内外侧移动髌骨。

▶ **评估**：弹性抵抗(髌骨舞动)为异常，提示膝关节积液。

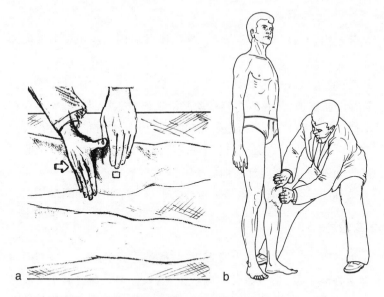

图 6.7 "髌骨舞动"试验。(a)患者仰卧。(b)患者站立。

髌骨

存在髌骨关节疼痛时，患者通常主诉膝关节前方弥散性疼痛。这种情况我们称之为髌周或膝前综合征。一般负重时疼痛增加，特别是爬楼梯时疼痛更为明显。久坐可加重症状。负重时疼痛不断加重提示软骨损伤，活动开始时疼痛缓解然后加重提示肌肉或肌腱疾病，如股四头肌髌骨的腱性部分或髂胫束肌腱炎。

"打软腿"是髌后疼痛的典型表现。

半月板、交叉韧带疾病和髌骨脱位、半脱位可通过这一现象鉴别。

髌骨后摩擦感提示早期髌后骨性关节炎同时常伴有中度膝关节积液。

髌骨脱位伴髌内侧支持带撕裂造成的膝关节积液非常明显。

首先全面评估下肢力线是否存在外翻或内翻、胫骨旋转、股骨前倾及足内翻。另外评估髌骨位置，例如，髌骨低位、髌骨高位或髌骨外移。

显著足内翻与胫骨内旋有关，导致髌骨周围软组织应力增加和膝前痛。

然后，应该检查患者髌骨的活动度，膝关节伸直时髌骨位置稍偏外。随着屈曲增加，髌骨向内侧移动并沿轨迹进入股骨滑车沟。存在髌骨不稳或高位髌骨时，只有显著屈曲膝关节时髌骨才能进入滑车沟。

髌股关节应力过大，伸膝机制顺应性降低（轨迹不良），导致膝关节和髌骨周围疼痛，同时伴有肌腱炎和髌骨后软骨的变化。

下肢轴线异常伴有 Q 角增大可作为髌股关节疾病的测量依据。

Q 角试验(图 6.8)

Q 角指股四头肌(最初为股直肌)与髌腱之间的夹角。这与股骨干生理学外翻一致。造成髌骨外侧牵拉。这一倾向是髌骨膝关节脱位和髌股关节综合征(膝前痛)的影响因素。膝关节置换时也容易因此出现问题。

▶步骤：自髂前上棘至髌骨中点做一直线，此线相当于股四头肌张力方向；自胫骨结节向髌骨中点做一直线，相当于髌腱。两线交叉

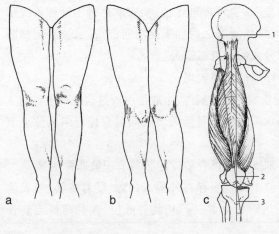

图6.8 Q 角试验。(a)下肢轴线正常。(b)左：膝外翻伴 Q 角增大。(c)Q角定义：
1.髂前上棘。
2.髌骨中点。
3.胫骨结节。

构成的夹角称之为 Q 角。髋关节和膝关节应处于中立位,因为下肢明显内旋或足内翻可改变 Q 角。

▶**评估**:膝关节伸直时,正常 Q 角男性为 13°,女性为 18°。角度<13°往往伴有髌股关节功能障碍或髌骨高位。Q 角>18°常伴有髌骨半脱位、股骨前倾增大、膝外翻或胫骨向外扭转增大。

髌骨活动度试验(髌骨滑移试验)(图 6.9)

▶**步骤**:患者仰卧。检查者站于患者膝关节对侧,一手拇指和示指抓住髌骨近侧半,另一手拇指和示指抓髌骨远侧半。外侧滑移时,检查者用拇指将髌骨推向股骨外侧髁,示指置于外侧髁。内侧滑移时,检查者用示指将髌骨推向相反的方向。每个检查过程中,检查者的示指和拇指都可触摸到突出的髌骨后关节面。怀疑向外活动度增大时, 应在股四头肌紧张情况下重复试验。嘱患者将足跟抬离检查床。然后检查者注意观察髌骨活动情况。内外侧滑移试验分别提供了内外侧支持带紧张程度的相关信息。双侧应对比检查。

手置于相同的位置,检查者可将髌骨向上提拉离开股骨髁。

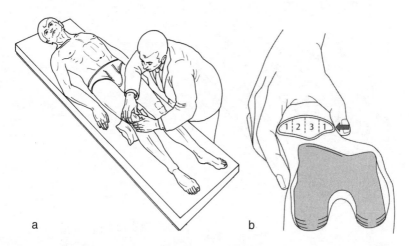

a　　　　　　　　　　b

图 6.9　髌骨活动度试验。(a)髌骨内外侧活动度。(b)将髌骨分为 4 等分。

▶ **评估**:正常生理性表现包括无痛,双侧髌骨活动度对称,不伴有弹响或脱位倾向。髌骨内、外活动度增加提示膝关节松弛或习惯性髌骨脱位和半脱位。

为了确定髌骨活动度,将髌骨纵向分为 4 等分。活动度降低指髌骨内外活动度不超过 1/4。活动度过大指髌骨可内、外侧移动 2 个等分,或髌骨宽度的一半。

髌骨活动时弹响(髌骨后摩擦),提示软骨病变或髌骨后骨性关节炎。

▶ **注意**:手置于相同的位置,检查者可将髌骨向远端移动。髌骨向远端活动度降低提示股直肌短缩或髌骨高位。

Zohlen 征(图 6.10)

▶ **步骤**:患者仰卧,下肢伸直。检查者于髌骨近端施加内、外侧应力,将髌骨推向滑车沟,嘱患者进一步伸直膝关节或绷紧股四头肌。试验的第二步是检查者将髌骨向下推至滑车沟内,患者同时行股四头肌收缩运动。这一试验称为 Clarke 征或髌骨研磨试验。

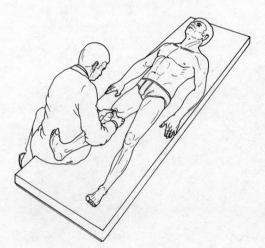

图 6.10　Zohlen 征。

▶**评估**:股四头肌对髌骨施加向近端的牵拉,使其紧靠在滑车沟内。髌后软骨损伤时可产生髌后或髌骨周围的疼痛。

▶**注意**:这一试验在正常人群中也可表现为阳性。应该重复多次试验,逐渐增加髌骨压力并与对侧进行对比。为了更好地明确髌后损伤的位置,应分别于膝关节屈曲 30°、60°、90°及完全伸直位进行检查。

关节面压痛试验(图 6.11)

▶**步骤**:患者仰卧伸膝。检查者首先用拇指抬高髌骨内缘并触诊髌骨内侧关节面,然后用示指抬高髌骨外缘并触诊髌骨内侧关节面。抬高髌骨后可触诊髌骨后方,这一点对于软骨软化症特别重要。触诊时髌骨下极压痛提示髌腱炎(跳跃者膝)。

▶**评估**:髌骨后骨性关节炎、肌腱炎或滑膜炎时患者主诉疼痛,特别是检查者触诊内侧关节面时。

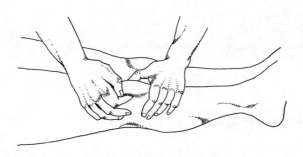

图 6.11　关节面压痛试验。

轧音试验(图 6.12)

▶**步骤**:检查者跪于患者前方,嘱患者下蹲或深度屈曲膝关节,检查者注意聆听髌骨后方的响声。

▶**评估**:轧音(雪球碎裂声)提示严重的软骨软化(Ⅱ、Ⅲ级)。几乎所有的人在第一次或第二次膝关节深度屈曲时都会出现类似的无痛的噼啪声,但无临床意义。因此,嘱患者多做几次深度屈膝运动。如果无可闻及的髌骨后方噼啪声,检查者可安全地得出没有严重髌后软骨损伤的结论。但这一结论并不作为是否行进一步治疗的依据。它只是提供了髌骨后方软骨状态的一些信息。轧音试验在许多正常膝关节中可表现为阳性。

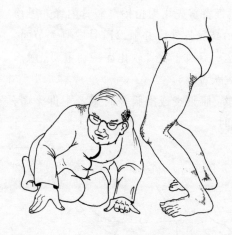

图 6.12 轧音试验。

Fairbank 恐惧试验(图 6.13)

▶步骤:患者仰卧伸膝,大腿肌肉放松。检查者将双拇指置于膝关节内侧并向外侧按压髌骨试图诱发髌骨脱位 (类似于肩关节前方不稳的恐惧试验)。然后嘱患者屈曲膝关节。

▶评估:当发生髌骨脱位时,患者出现剧烈疼痛并惧怕伸膝时再次出现脱位情况,或至少在屈膝时不敢接受再次试验。

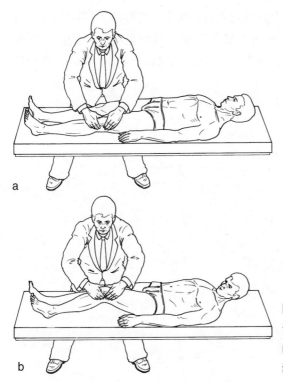

图 6.13　Fairbank 恐惧
试验。(a)被动外移髌骨
的起始姿势。(b)患者逐
渐屈曲膝关节。

推髌抗阻试验(图 6.14)

▶ **步骤**:患者坐于检查床边缘,下肢放松、下垂。试验目的是等距
拉伸四头肌诱发髌股关节痛。分别在膝关节(0°、30°、60°和 120°)屈
曲位进行。每次试验时,检查者固定患者下肢并嘱患者抗阻力伸直下
肢(需要股四头肌收缩)。

▶ **评估**:如果患者主诉疼痛或主观感觉活动受限,检查者可用拇
指将髌骨向内侧移位。试验阳性时,这一动作可使疼痛缓解。此检查
需双侧对比进行。髌骨内侧移位后疼痛缓解是髌后疼痛的诊断标准。

▶ **注意**:推髌抗阻试验阳性,可用胶带将髌骨内移缓解疼痛。"推
髌抗阻胶带"的绷带包括一自外向内的胶布条,将髌骨牵向内侧。将

一小的胶布条自髌骨中点向内走行以纠正髌骨外倾。必要时,可用一螺旋胶布条自膝关节内侧至髌骨上极,然后至髌骨外侧走行将髌骨固定于中立位。物理治疗应着重缩短股内侧肌,拉伸股直肌和髂胫束。

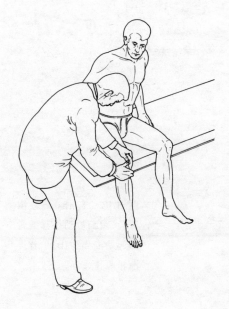

图 6.14　推髌抗阻试验。

半脱位抑制试验(图 6.15)

显示外侧或内侧髌骨半脱位。

外侧半脱位抑制试验(图 6.15a)

▶步骤/评估:为了显示髌骨外侧半脱位,检查者将拇指置于髌骨外侧关节面近侧半。通常嘱患者屈曲膝关节。拇指用于阻止髌骨外侧脱位或检查者可感觉到髌骨向外运动。屈曲膝关节时如不试图阻止髌骨半脱位将引起髌骨外侧半脱位。

内侧半脱位抑制试验(图6.15b)

▶ **步骤/评估**:为了显示髌骨内侧半脱位,检查者将示指置于髌骨内侧侧关节面近侧半。通常嘱患者屈曲膝关节。示指用于阻止髌骨内侧脱位。相反,如不试图阻止髌骨半脱位将引起髌骨内侧半脱位。

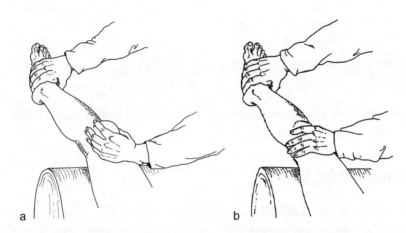

图6.15　半脱位抑制试验。(a)外侧半脱位试验(b)内侧半脱位试验。

倾斜试验(图6.16)

▶ **步骤**:患者仰卧。检查者被动向外移动髌骨,注意观察外移过程中的表现。

▶ **评估**:挛缩导致外侧支持非常紧张时,外侧关节面相对于股骨下沉(异常倾斜试验阴性)。支持带张力正常时,髌骨相对于股骨位于相同高度(倾斜试验中立)。外侧支持带松弛及普遍性韧带松弛时,髌骨外缘相对于滑车沟抬高(倾斜试验阳性)。

▶ **注意**:倾斜试验的最初目的是为了评估外侧支持带的张力。如倾斜试验中立或阳性,通过外侧松解减轻髌股关节压力的做法很难改善症状。倾斜试验阴性时这一做法可改善症状。倾斜试验阳性超过

5°,单纯行松解手术对髌骨内、外侧滑移效果不佳。滑车沟发育不良可引起典型的试验结果。应仔细行双侧对比检查。

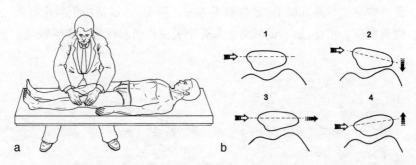

图 6.16　倾斜试验。(a)被动外移髌骨。(b)起始姿势(1),"异常"倾斜试验阴性(2),中立试验(3),阳性试验(4)。

Dreyer 试验(图 6.17)

评估股四头肌腱髌骨上极撕裂

▶**步骤**:患者仰卧直腿抬高。如患者不能做此动作,检查者固定

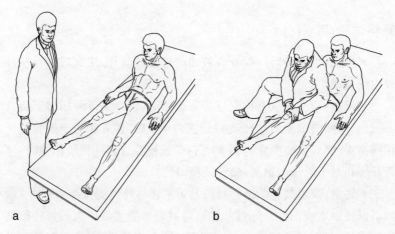

图 6.17　Dreyer 试验。(a)异常:患者不能抬高下肢。(b)检查者固定髌骨。

髌骨近端的股四头肌腱,让患者再次直腿抬高。

　　▶评估:固定肌腱患肢可抬起,检查者应怀疑是否存在股四头肌腱自髌骨撕脱或存在陈旧性髌骨骨折。

髌内滑膜皱襞试验(图 6.18)

　　▶步骤:患者仰卧,检查者将患侧膝关节屈曲30°。

　　▶评估:存在滑膜皱襞综合征时,检查者被动按压髌骨内侧,患者主诉前内侧疼痛。这一疼痛提示试验阳性,由股骨内髁与髌骨内侧关节面卡压滑膜皱襞边缘所致。

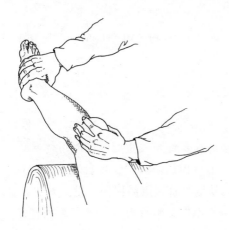

图 6.18　髌内滑膜皱襞试验。

Hughston 滑膜皱襞试验(图 6.19)

　　▶步骤:患者仰卧,检查者一手抓握膝关节前外侧,掌根向内按压髌骨,其余手指触摸股骨内侧髁。检查者另一手抓患者足跟,内旋小腿并反复屈伸膝关节。

　　▶评估:疼痛并可闻及或触及"噼啪声",提示内侧滑膜皱襞综合征。

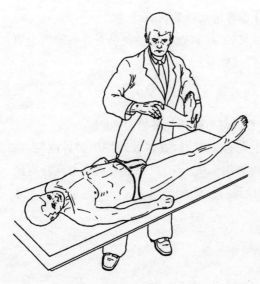

图 6.19　Hughston 滑膜皱襞
试验。

半月板

　　半月板对膝关节的导向运动和稳定性至关重要。同时可传递和
分散股骨和胫骨之间的压应力。半月板损伤包括软骨盘的裂口和撕
裂。解剖原因使内侧半月板相比外侧半月板更易损伤。见图 6.20。

　　半月板损伤可源于退行性变或创伤。半月板退行性变首先表现
为运动疼。半月板强度减弱时,轻微外伤足以导致半月板撕裂。诊断
膝关节损伤时,必须警惕存在侧副韧带和交叉韧带联合损伤的可能。
任何不稳定性韧带损伤的不恰当治疗均可导致半月板损伤。半月板
损伤后的后遗症包括活动痛、偶伴绞锁症状和刺激性关节积液。

　　有多种诊断半月板损伤的体征(表 6.2)。

　　功能检查建立在疼痛诱发基础之上,如对半月板行压迫、牵拉或
剪切应力。

　　单靠一种功能试验不能充分评估半月板损伤。往往需要多种方
法明确诊断。

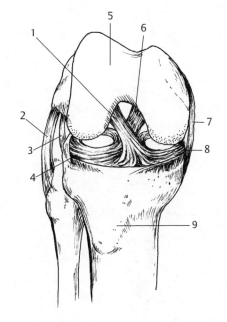

图 6.20　屈曲膝关节的前面观

1.前交叉韧带。

2.外侧副韧带。

3.腘韧带。

4.外侧半月板。

5.髌骨关节面(股骨滑车)。

6.后交叉韧带。

7.内侧副韧带。

8.内侧半月板。

9.胫骨结节。

表 6.2　半月板损伤症状和体征

关节间隙疼痛

半月板试验阳性

丧失屈伸活动

肿胀

"噼啪"声

Apley 牵拉和加压试验(研磨试验)(图 6.21)

　　步骤:患者俯卧,膝关节屈曲 90°。检查者用膝关节固定患者大腿。在此位置检查者交替牵引、加压并旋转膝关节。

　　▶**评估**:牵拉并旋转小腿时出现屈曲膝关节的疼痛提示关节囊

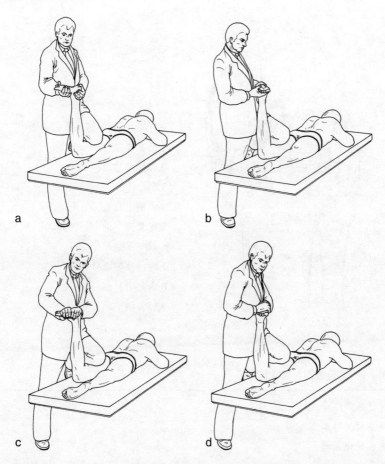

a

b

c

d

图 6.21 Apley 牵拉和加压试验。(a)牵拉外旋。(b)牵拉内旋。(c)加压外旋。(d)加压内旋。

韧带损伤(牵拉试验阳性)。加压时出现膝关节疼痛提示半月板损伤(研磨试验阳性)。

盘状半月板和半月板囊肿可出现弹响现象。内旋疼痛提示外侧半月板损伤或外侧关节囊和(或)韧带损伤。外旋疼痛提示内侧半月板损伤或内侧关节囊和(或)韧带损伤。

关节囊韧带紧张时不能诱发上述体征，外侧半月板后角损伤时也不能诱发上述体征。

Wirth 介绍了一种改良的研磨试验(加压试验)，即小腿固定于旋转位伸直膝关节。应用此种改良 Apley 试验 Wirth 可确定 85% 的半月板损伤。

Thessaly 试验(图 6.22)

▶ 步骤：患者首先赤足健侧腿站立，检查者扶患者伸展的上肢加以辅助。膝关节屈曲 5°，嘱患者固定足部，主动内、外旋转膝关节和整个身体 3 次。屈膝 20° 重复上述动作。

然后患肢着地重复以上动作。

▶ 评估：关节间隙疼痛提示同侧半月板损伤。也可发生半月板"弹响"或"绞锁"症状，这也是半月板损伤的表现。屈膝 20° 时此试验的诊断准确性较高。

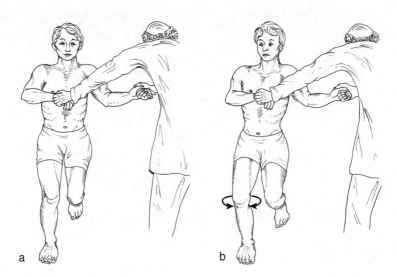

图 6.22　Thessaly 试验。(a)前方中立位观。(b)屈膝 20° 内、外旋转。

McMurray 试验/Fouche 征 (反向 McMurray 试验)(图 6.23)

▶ **步骤**:患者仰卧,患者髋、膝关节极度屈曲。检查者一手抓患者膝关节,一手抓患者足部。小腿维持极度外旋(McMurray 征)或内旋(Fouche 征),然后检查者被动伸膝至 90°。

▶ **评估**:伸膝、小腿外旋和外展时疼痛提示内侧半月板损伤;内旋时疼痛提示外侧半月板损伤。最大屈曲膝关节出现弹性声是由突出的后角半月板瓣撞击造成的。屈膝 90° 弹响提示半月板中部损伤。

小腿整体环转运动可增加弹响症状(改良 McMurray 试验)。

▶ **注意**:继续伸直膝关节至 0° 位相当于 Bragard 试验。试验时,保持小腿外旋状态下缓慢伸直膝关节以检查内侧半月板,可以称之为 Fouche 征。McMurray 试验在正常儿童中阳性率为 30%。大约 1% 的正常人群试验阳性。

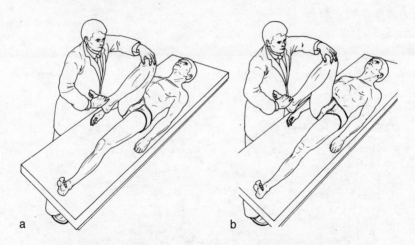

图 6.23 McMurray 试验。(a)最大屈曲。(b)屈膝 90°。

Bragard 试验(图 6.24)

▶ **步骤**:患者仰卧,屈膝 90°,检查者一手抓膝关节,拇指、示指分别触摸内外侧关节腔。检查者另一手抓患者足部并旋转小腿。

▶**评估**:关节腔疼痛提示半月板损伤。内侧半月板损伤时,外旋、伸直膝关节时内侧关节腔疼痛加重。

膝关节内旋并逐渐屈曲时,半月板移向关节内部,检查者手指不能触及半月板。这样可减轻疼痛。

怀疑外侧半月板损伤时,检查者触摸外侧半月板。自最大屈曲位伸直并内旋膝关节。外侧关节间隙疼痛提示外侧半月板损伤。外旋、加大屈曲时,半月板退至关节内部,手指不能触及。这一操作可减轻疼痛。触痛随关节活动移动时,半月板损伤的诊断更明确。膝关节内旋时,触痛的外侧半月板向后移位。

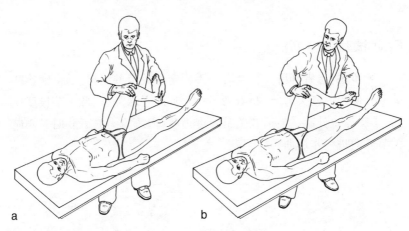

图 6.24　Bragard 征。(**a**)屈曲-伸直-外旋(内侧半月板)。(**b**)屈曲-伸直-内旋(外侧半月板)。

Payr 征(图 6.25)

▶**步骤**:患者交腿盘坐。检查者间断对患肢施压,这时患肢处于屈曲外旋位。

▶**评估**:内侧关节腔疼痛提示半月板损伤(通常为后角损伤)。偶尔患者可自行诱发弹响。当关节肿胀时,膝关节前后移动可使半月板损伤部分拉向关节内或弹出关节腔并伴弹响。

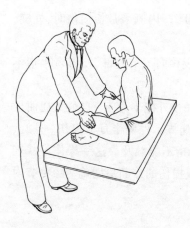

图 6.25　Payr 征。

Payr 试验(图 6.26)

▶**步骤:**患者仰卧。检查者一手固定膝关节并用拇、示指触诊膝关节外侧和内侧关节腔。检查者另一手抓患者踝关节。膝关节极度屈曲,小腿尽量外旋。然后膝关节轻度内收(内翻应力),下肢向对侧髋关节方向进一步屈曲。

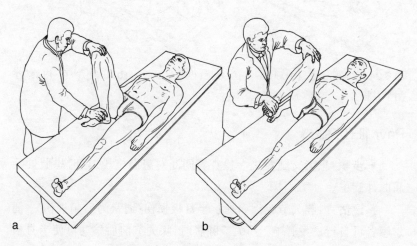

a　　　　　　　　　　　b

图 6.26　Payr 试验。(a)外旋。(b)内旋。

▶**评估**：膝关节后内侧疼痛提示内侧半月板损伤（常为后角损伤，这一操作使其受压）。内旋、外展膝关节同样可以检查外侧半月板后角(外翻应力)。

第一 Steinmann 征(图 6.27)

▶**步骤**：患者仰卧。检查者一手固定患者屈曲的膝关节，另一手抓其小腿。检查者用力在膝关节不同屈曲度旋转小腿。

▶**评估**：用力外旋时，内侧关节腔疼痛提示内侧半月板损伤；内旋时外侧关节腔疼痛提示外侧半月板损伤。因为撕裂位置的不同，Steinmann 试验时应在不同屈曲角度进行。

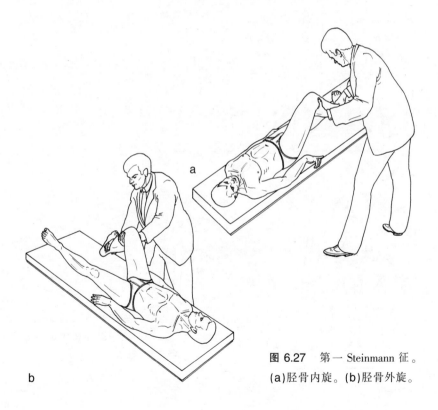

图 6.27 第一 Steinmann 征。(a)胫骨内旋。(b)胫骨外旋。

第二 Steinmann 征(图 6.28)

▶**步骤**:患者仰卧。检查者一手抓膝关节并触摸关节间隙。另一手于踝穴上方抓小腿。固定患者大腿,检查者首先将小腿外旋,然后内旋,每次交替屈曲和伸直下肢并轴向加压。

▶**评估**:关节腔内、外侧疼痛提示半月板损伤。膝关节屈曲、轻度外旋时,关节腔触痛向中、后部移动,这与半月板压力和剪切力相应移动有关。膝关节屈曲时向后移动,膝关节伸直时返回到前部。

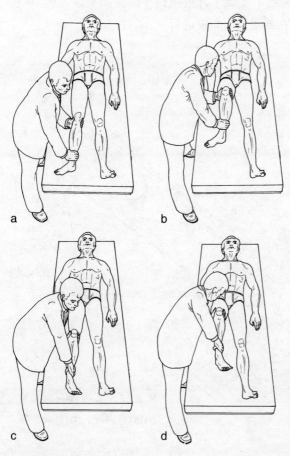

图 6.28 第二 Steinmann 征。(a)起始姿势为小腿外旋。(b)屈曲。(c)起始姿势为小腿内旋。(d)屈曲。

▶ **注意**：虽然这种试验可用于外侧半月板的检查，但其最初目的是为了检查内侧半月板病变。鉴别诊断时必须考虑骨性关节炎和内侧副韧带及关节囊损伤。

Böhler–Krömer 试验（图 6.29）

▶ **步骤**：患者仰卧。检查者一手自外侧固定大腿，另一手抓内踝。小腿外展（外翻应力），检查者被动屈、伸膝关节。

检查者双手分别置于患者外踝和大腿内侧，使患者小腿内收（内翻应力）并屈、伸膝关节。

▶ **评估**：屈伸过程中交替内收、外展膝关节（krömer 试验），使内、外侧半月板应力交替增加。一侧关节腔张开对侧半月板受压。内侧关节间隙张开导致外翻应力用于检查外侧半月板；外侧间隙张开时产生内翻应力用于检查内侧半月板。

▶ **注意**：冠状面行 Böhler 半月板试验（膝关节伸直），同时可对与膝关节运动方向相反的韧带进行评估。

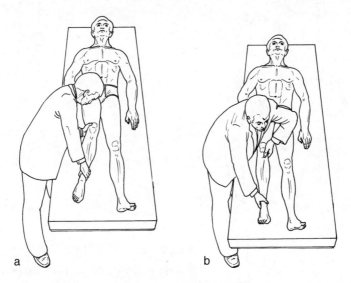

图 6.29　Böhler–Krömer 试验。(a)小腿外展（外翻）。(b)小腿内收（内翻）。

Merke 试验(图 6.30)

▶ **步骤:**患肢轻度屈膝负重。检查者固定患肢足部。
检查者稍抬高对侧下肢,嘱其内、外旋转患肢大腿。
小腿类似第一 Steinman 征试验中的旋转动作。

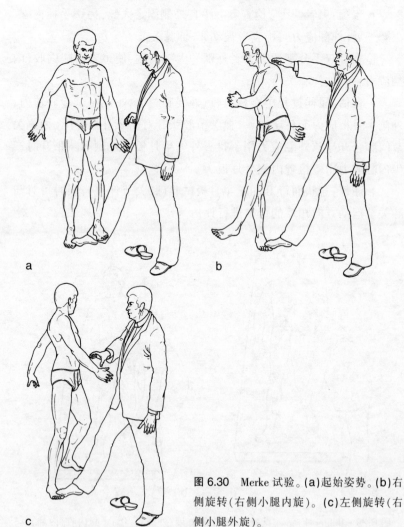

图 6.30　Merke 试验。(a)起始姿势。(b)右侧旋转(右侧小腿内旋)。(c)左侧旋转(右侧小腿外旋)。

▶**评估**: 因为体重的轴向加压作用, Merke 试验可激发更剧烈的疼痛。小腿相对于膝关节外旋时出现膝关节内侧疼痛, 提示内侧半月板损伤; 小腿相对于膝关节内旋时出现膝关节外侧疼痛, 提示外侧半月板损伤。

侧副韧带损伤时偶尔出现 Merke 试验阳性。

Cabot 试验(图 6.31)

▶**步骤**: 患者仰卧, 患肢膝关节屈曲置于对侧小腿近端。检查者一手抓患者膝关节并用拇指触摸外侧关节腔, 另一手握距下关节稍近端。然后嘱患者对抗阻力伸直膝关节。

▶**评估**: 存在外侧半月板后角损伤时会出现疼痛。根据疼痛剧烈程度, 患者常不能伸直膝关节。手指触及的疼痛点一般位于膝关节腔后外侧。偶尔疼痛会向腘窝或小腿后放射。

▶**注意**: 有的文献将 Cabot 试验描述为腘肌征。

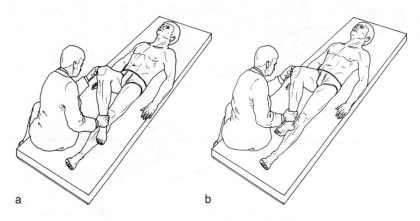

a　　　　　　　　　　b

图 6.31　Cabot 试验。(a)起始姿势。(b)伸直运动。

Finochietto 征(图 6.32)

同时测试前交叉韧带和半月板损伤。

▶**步骤**:患者仰卧。屈膝 90°行前抽屉试验。

▶**评估**:前交叉韧带撕裂时,屈膝 90°前抽屉试验使胫骨向前移位。膝关节韧带松弛情况下,前抽屉动作导致股骨髁于内侧副韧带后角处向上滑。Finochietto 阳性时可闻及弹响和(或)触及弹跳。如果向后按压胫骨,股骨髁将自内侧半月板后角向后滑移。偶尔,移位半月板的复位必然出现 Finochietto 试验阳性。这时有理由考虑整个内侧半月板后角撕裂和(或)纵裂,或存在桶柄裂。

▶**注意**:在前交叉韧带功能不全的情况下,交叉韧带撕裂继发滚动和滑动机制紊乱导致内侧半月板后角或关节囊结合处损伤。这将造成内侧半月板后角剪切伤。

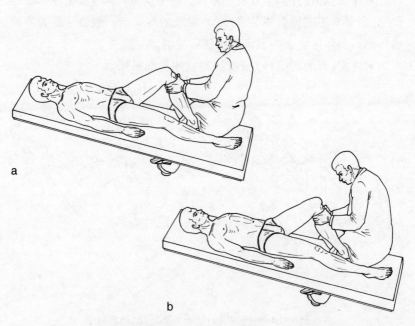

图 6.32　Finochietto 征。(a)前抽屉。(b)复位。

Childress 征(图 6.33)

▶ **步骤**:患者行下蹲姿势,臀部最好接触足跟。嘱患者这一姿势
摇摆行走。

▶ **评估**:存在后角损伤时,患者在最大屈曲前或伸直初始期会出
现弹响痛。这是由受损的半月板撞击所致。患者疼痛严重时通常不能
完成下蹲姿势。

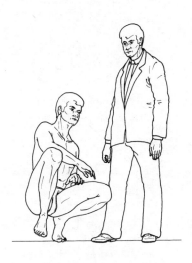

图 6.33 Childress 征。

Turner 征

1931 年,Turner 报道了隐神经髌下支慢性刺激造成的半月板征。
半月板损伤经常伴有 4~5cm 的不规则超敏区。这一区域位于内侧膝
关节腔或稍近端处,或者与隐神经髌下支走行一致。热及机械刺激
(叩击)可用于测试超敏区域范围。根据 Zippel 的介绍,仔细地查体技
术更易显示这一症状,其结果超出我们预期。外侧半月板损伤时无类
似的体征。

Anderson 内、外侧加压试验(图 6.34)

▶**步骤**:患者仰卧。检查者抓患者小腿并将足固定于前臂和腰部之间。另一手触摸前关节腔。然后检查者将膝关节在外翻应力下屈曲至 45°,内翻应力下伸直膝关节。使膝关节产生环形运动。

▶**评估**:半月板纵向或瓣状撕裂导致关节腔水平疼痛和(或)摩

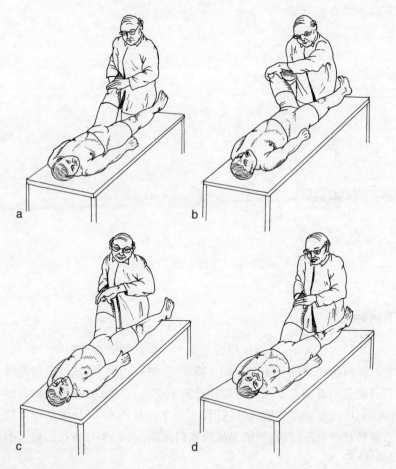

图 6.34　Anderson 内、外侧加压试验。(a)起始姿势。(b)外翻应力下膝关屈曲至 45°。(c)自 45°伸直膝关节。(d)内翻应力下伸直膝关节。

擦音。复合裂可导致慢性摩擦。然而,这一症状也可发生于骨性关节炎或继发半月板切除术后。试验中膝关节接近伸直和中度屈曲时处于应力之下。前交叉韧带功能不全时轴移试验阳性,膝关节接近伸直时偶尔可诱发半脱位。

Pässler 旋转加压试验(图 6.35)

▶**步骤:**患者坐位。检查者双腿夹持患肢近膝关节处,固定其足部。检查内侧半月板时,检查者将双拇指置于内侧关节腔,同时自外向内行膝关节圆周运动。这样膝关节可在不同屈曲度下活动。检查者

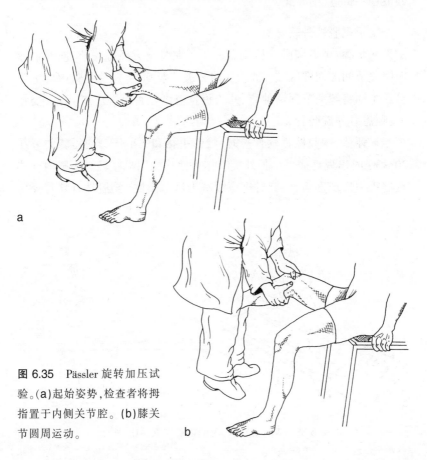

图 6.35　Pässler 旋转加压试验。(a)起始姿势,检查者将拇指置于内侧关节腔。(b)膝关节圆周运动。

可同时分别施加内翻和外翻应力。

▶ 评估：圆周运动过程中出现疼痛为试验阳性。圆周运动中单独出现内侧关节腔(怀疑内侧半月板损伤)或外侧出关节腔(怀疑外侧半月板损伤)疼痛提示强阳性。

Tschaklin 征

慢性半月板损伤时常出现股四头肌萎缩。内侧半月板损伤时股内侧肌萎缩常合并缝匠肌肌张力增加，称之为 Tschaklin 征。

Wilson 试验(图 6.36)

提示剥脱性骨软骨炎。

▶ 步骤：患者仰卧。检查者一手于髌骨上方抓膝关节，同时触诊内侧关节间隙周围区域。被动屈曲膝关节至 90°。保持胫骨内旋下嘱患者主动将膝关节逐渐伸直，并告诉检查者是否出现疼痛。这一姿势下，嘱患者外旋胫骨。

▶ 评估：剥脱性骨软骨炎时，触诊手指和关节压力使得膝关节在 20°~30° 时出现疼痛。小腿外旋动作可使疼痛明显减轻。小腿内旋伸直过程中出现疼痛，外旋时疼痛缓解为试验阳性。剥脱性骨软骨炎典

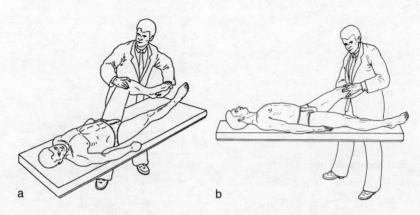

图 6.36 Wilson 试验。(a)内旋伸直。(b)外旋。

型的疼痛部位及放射部位在股骨内侧髁近髁间窝处。

▶注意:剥脱性骨软骨炎起源于关节面软骨下骨缺血性坏死及表层软骨碎裂。后期可出现关节软骨和下层骨质的分离,产生关节内游离体(关节鼠)。青少年表现为膝关节肿胀和疼痛时应考虑剥脱性骨软骨炎的可能。

膝关节韧带稳定性检查

膝关节通过韧带、半月板、关节面形状和匹配、肌肉组织保持稳定。韧带通过引导股骨、胫骨并限制两者之间的距离确保其功能的匹配性。韧带损伤导致膝关节稳定功能受损。膝关节韧带稳定性试验可帮助明确和鉴别这些不稳。

运动方向的异常可分为 3 类:

1.单面平面直向不稳。

2.旋转不稳。

3.合并旋转不稳。

临床不稳分为三度。关节张开或抽屉试验时达 5mm 为 1+(或+),5~10mm 为 2+(或++),>10mm 为 3+(或+++)。

外展和内收试验(外翻和内翻应力)(图 6.37)

评估膝关节内外侧不稳。

▶步骤:患者仰卧。检查者双手抓患者胫骨近端并触摸关节腔。检查者用前臂和腰部固定小腿远端然后对膝关节施加外翻和内翻应力。手指可触诊任何存在的关节张开。

▶评估:屈膝 20°和完全伸直位评估外侧稳定性。只要后关节囊和后交叉韧带完整,完全伸直位可防止外侧关节间隙张开,即使内侧副韧带损伤时也是如此。屈曲 20°时,后关节囊松弛。这时施加外翻应力可以评估作为主要稳定装置的内侧副韧带。使检查者可以确定后内侧关节囊韧带的损伤性质。

相反的方向施加内收(内翻)应力。屈膝 20°时外侧主要稳定装置是外侧副韧带。前交叉韧带和腘肌腱作为次要稳定装置。

检查侧方不稳时,检查者应评估关节张开的程度及其末端的性质。

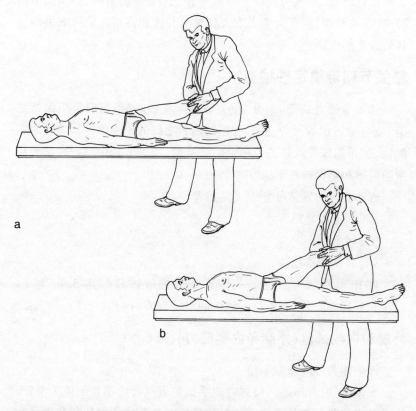

图 6.37　外展和内收试验。(a)接近伸直位施加外翻和内翻应力。(b)屈曲位施加外翻和内翻应力。

评估前交叉韧带的功能试验

Lachman 试验(Noulis 试验)(图 6.38)

▶ **步骤**:检查者保持患者膝关节屈曲 15°~30°。这一姿势时,变向和急停运动中前交叉韧带的稳定功能至关重要。处于这一位置的膝关节、胫骨同时存在半脱位(旋转)，膝关节接近伸直，前交叉韧带功能不全特别明显。

胫骨应轻度外旋，应自后内侧施加胫骨前向平移的力量(前抽屉)。

▶评估：胫骨相对股骨表现出活动时即存在前交叉韧带损伤。活动的末端必须是柔软和渐进的，不存在急停。存在急停提示前交叉韧带存在一定程度的稳定性。3mm 内的急停提示前交叉韧带完全稳定，5mm 或以上时提示前交叉韧带相对稳定，可能存在交叉韧带早期的挫伤。

运动末端柔软或不存在提示交叉韧带损伤。前抽屉试验超过

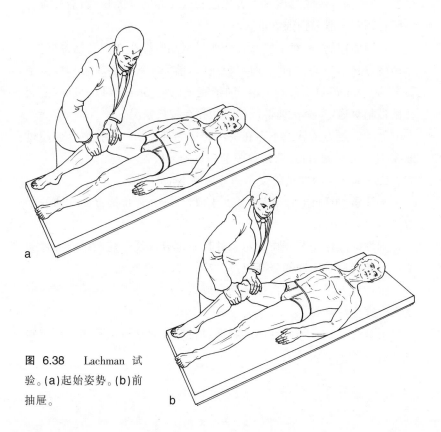

图 6.38　Lachman 试验。(a)起始姿势。(b)前抽屉。

5mm 时应与对侧对比,以排除关节韧带先天松弛。

Lachman 试验阳性是前交叉韧带功能不全的可靠证据。如股骨固定不稳定、存在半月板损伤、髁间隆突骨赘引起的退行性变阻碍移动或胫骨内旋时可出现假阴性结果。

▶注意:早在 1875 年,希腊医生 George Noulis 就在其论文中描述了接近伸直位的前交叉韧带试验,与现在所知的 Lachman 试验如出一辙,但直到 1976 年才被正式描述并命名。

俯卧位 Lachman 试验(图 6.39)

▶步骤:患者俯卧。检查者一手抓胫骨近端外侧面并用腋窝固定患者下肢。另一手紧靠髌骨上方抓股骨远端并固定大腿。然后检查者将胫骨相对于股骨向前方推移。

▶评估:胫骨相对于股骨存在明显运动时即存在交叉韧带损伤。运动终点必须为柔软的。硬性终点提示前交叉韧带在某种程度上是稳定的。3mm 以内提示前交叉韧带完全稳定,5mm 或以上提示前交叉韧带相对稳定,交叉韧带以往可能存在拉长情况。

运动终点为柔软或不存在提示交叉韧带损伤。前抽屉试验超过 5mm 时应与对侧对比,以排除关节韧带先天松弛。

Lachman 征阳性是前交叉韧带功能不全的证据。

▶注意:虽然俯卧位时患者处于放松状态,评价终点的性质并不容易。

硬性终点伴关节积血提示急性韧带部分撕裂;硬性终点不伴关节积血怀疑韧带慢性部分撕裂、韧带延长或过度松弛。

软性终点伴关节积血提示完全撕裂;软性终点不伴关节积血提示慢性完全性撕裂。

不管终点是否为硬性,必须通过自发性后抽屉试验和主动试验排除后交叉韧带病变。

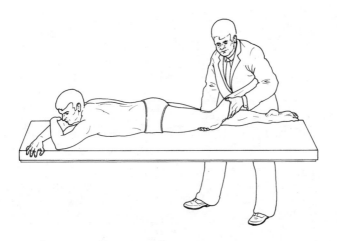

图 6.39　俯卧位 Lachman 试验。

固定 Lachman 试验（图 6.40）

Lachman 试验的变异。

▶ **步骤**：患者仰卧。将大腿置于检查者大腿上，使下肢处于不能改变位置的持续屈曲状态。检查者置于远端的手向前拉胫骨，另一手将患者大腿固定于自己大腿之上。

▶ **评估**：同经典 Lachman 试验。

▶ **注意**：行经典 Lachman 试验时，对于手部较小的检查者或者肥胖和肌肉发达的患者来说，同时固定患者大腿和小腿较为困难。遇到肥胖或肌肉健壮的患者时，检查者用自己的大腿作为"工作台"来检查患者的膝关节是一个简单的办法。试验中容易评估膝关节活动终点的性质（硬性或软性）。

不接触 Lachman 试验（图 6.41）

▶ **步骤**：患者仰卧，双手抓握患肢大腿近膝关节处，膝关节轻度屈曲。嘱患者将小腿抬离床面并保持膝关节屈曲。操作过程中检查者

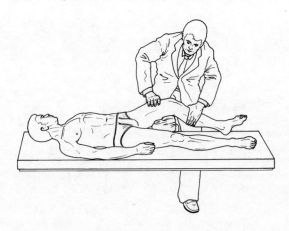

图 6.40　固定 Lachman 试验。

注意观察胫骨结节的位置。

　▶**评估**：如前交叉韧带完整，胫骨结节处外形无改变或轻度前移。关节囊急性损伤合并前交叉韧带和内侧副韧带损伤时，检查者可观察到胫骨结节明显向前移位(关节半脱位)。

　▶**注意**:此试验可在不接触患者的情况下排除复合伤。

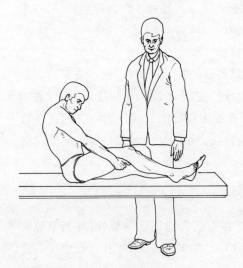

图 6.41　不接触 Lachman 试验。

主动 Lachman 试验（图 6.42）

▶**步骤**：患者仰卧，伸直下肢并将足跟抬离床面。活动过程中，检查者注意观察膝关节可更好地鉴别胫骨结节和髌腱的外形。检查者可将一只手经患者大腿后方置于对侧膝关节，使患侧膝关节轻度被动屈曲。通过固定足部可进一步增加股四头肌的作用。

▶**评估**：前交叉韧带完整时，可发现胫骨近端向前方轻度移位。前交叉韧带撕裂时，与对侧对比，患侧明显向前移位。原因是前交叉韧带不能限制股四头肌收缩造成的前脱位。

▶**注意**：生理状况下行主动抽屉试验时，膝关节可牵引 2~3mm。与之比较，前交叉韧带撕裂时，胫骨移位可达 3~6mm。行此试验时应排除后交叉韧带损伤，后交叉韧带损伤时胫骨会自发向后移位。这时股四头肌收缩使胫骨出现明显的前向移位，出现主动前抽屉试验假阳性。

内侧半月板后附着点松弛伴内侧副韧带和前交叉韧带功能不全时，股四头肌收缩也可造成半月板撞击。

主动 Lachman 试验与传统 Lachman 试验的区别在于小腿可以轻松固定于任何旋转度，可对内外侧关节囊韧带的固定作用做出评估。

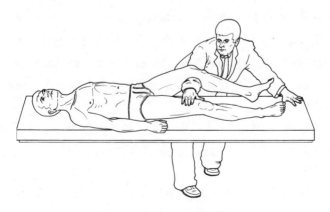

图 6.42　主动 Lachman 试验。

整体前向不稳(包括前交叉韧带、内侧、后内侧、外侧和后外侧关节囊韧带)时内旋和旋转中立位可出现胫骨显著的前向移位,特别是在内旋时。

屈曲 90°前抽屉试验(图 6.43)

评估前交叉韧带稳定性的被动前抽屉试验。

▶**步骤**:患者仰卧,髋关节屈曲 45°,膝关节屈曲 90°。检查者坐于检查床沿,用臀部固定患者足部于期望的旋转度数。患者膝关节屈曲放松,检查者双手向前牵拉患者胫骨近端。膝关节中立位,足外旋15°检查前和内侧稳定性;足内旋 30°检查前和外侧稳定性。

▶**评估**:前交叉韧带慢性功能不全时,可看到和触及前抽屉运动(柔软的胫骨前向移位)。

急性损伤时, 由于疼痛阻止膝关节屈曲到此度数及肌肉反射性收缩,屈曲 90°前抽屉试验往往为阴性。另外,这种情况下往往伴有韧带完全或部分损伤,抽屉试验的应力可拉伸部分撕裂的内、外结构。疼痛可产生假阴性结果,关节表现为稳定。

急性损伤时,试验应在膝关节轻度屈曲位进行(Lachman 试验)。不同于慢性韧带损伤,其主要表现为不稳定感。这种情况下,屈膝 90°为无疼痛,可提供有用的诊断信息。

▶**注意**:原则上,前抽屉试验最好在旋转中立位进行,这样可以显示膝关节最大移位程度。胫骨旋转力量可使周围韧带和关节囊扭曲,从而增加关节张力,减弱抽屉试验的活动度。评估旋转稳定性的同时评估屈、伸位侧方稳定性可为韧带损伤的复杂性和二级稳定装置的稳定性提供信息。

前抽屉试验阳性并不等同于前交叉韧带撕裂,另一方面,前抽屉试验阴性并不代表前交叉韧带完整。前拉和后推胫骨近端时,确定起始位置(中立位)非常困难,这一位置下前向应力可产生前抽屉。例如,后交叉韧带损伤时检查者施加前抽屉应力,因胫骨近端向后侧凹陷(自发后抽屉),可出现单独的前抽屉现象。这种情况实际上是将胫

骨近端自后脱位状(由于后交叉韧带撕裂)态拉入至中立位。前交叉
韧带处于紧张状态并阻止进一步向前脱位。

► **注意**:只有证实不存在后抽屉运动后,明显的前向运动才是真
正的前抽屉运动。

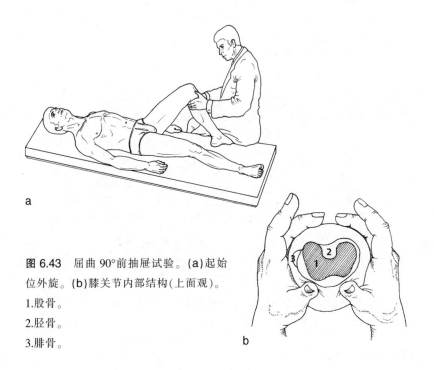

图 6.43 屈曲 90°前抽屉试验。(a)起始
位外旋。(b)膝关节内部结构(上面观)。
1.股骨。
2.胫骨。
3.腓骨。

Jakob 最大抽屉试验(图 6.44)

► **步骤**:患者仰卧,膝关节屈曲 50°~60°。检查者一手抓患者对侧
膝关节,前臂将胫骨近端向前推至最大半脱位状态。另一手抓胫骨近
端并触诊内、外侧关节腔向前移位最大距离。试验过程中不固定小腿
所以旋转活动不受限制,从而允许胫骨最大移位。

► **评估**:见屈曲 90°前抽屉试验。

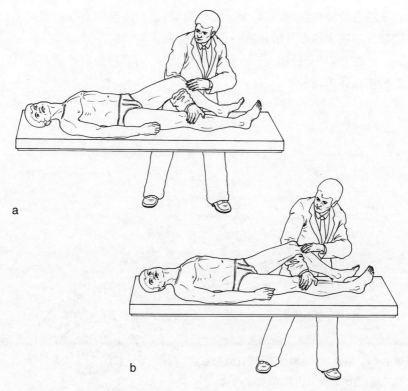

图 6.44 Jakob 最大抽屉试验。(a)起始姿势。(b)最大限度前拉胫骨。

轴移试验(图 6.45)

▶**步骤**：患者仰卧。检查者一手抓握并固定股骨外侧髁，拇指触摸胫骨或腓骨近端，另一手固定患者小腿于内旋和外展位（外翻应力）。膝关节自伸直位做屈曲运动。

▶**评估**：前交叉韧带损伤时，外翻应力下膝关节伸直时胫骨前向半脱位。膝关节前向半脱位的锁定机制取决于外翻应力的强度；检查者偶尔用前臂和腰固定患者下肢并轻度施加轴向压力时，更容易诱发症状。然后维持内旋和外翻应力下将膝关节屈曲，使半脱位的胫骨近端在 20°~40°屈曲位向后复位。轴移试验特别适用于前外侧不稳。膝关节伸直时髂胫束位于股骨外侧髁前方，随着膝关节屈曲度的增加向屈曲轴后方移位，将胫骨近端重新拉向后方。因此试验阳性结果有赖于髂胫束的完整。复位和屈曲程度取决于前方半脱位的严重程度。前向移位轻时容易复位。试验过程中患者主诉在运动时出现典型的"打软腿"感可明确诊断。

根据 Jakob 的描述，即使存在前交叉韧带功能不全，真性轴移试验可能在以下情况时部分消失：

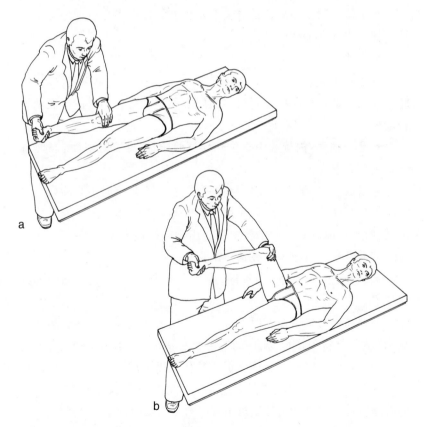

图 6.45　轴移试验(a)起始姿势：内旋、外展和外翻应力。(b)屈曲。

1.存在内侧副韧带完全损伤时，外翻张开后应力集中于外侧间室。这时不会出现半脱位。

2.髂胫束外伤性分离时，只出现半脱位，不出现突然复位现象。

3.内、外侧半月板桶柄裂可阻止胫骨前向运动和复位。

4.逐渐加重的骨性关节伴骨赘形成时，可使呈凸面的胫骨外侧平台变为凹面。

Jakob 分级轴移试验(图 6.46)

分级轴移试验可使胫骨水平移动和旋转。

▶步骤：除了内旋评估膝关节不稳外，需在中立位和外旋位评估。其余步骤同轴移试验。

▶评估。

■Ⅰ级轴移：最大内旋时轴移试验阳性；中立位和外旋位阴性。膝关节接近伸直位时检查者更容易触及而不是看到半脱位（表现为轻度移位）。

■Ⅱ级轴移：内旋和中立位轴移试验阳性；外旋时阴性。自侧方可看到和触及移位。

■Ⅲ级轴移：旋转中立位时轴移试验阳性，外旋时更为明显。内旋时不是很明显。轴移试验Ⅲ级只有在膝关节急性损伤时同时伴前交叉韧带、后内侧和外侧结构损伤时出现。慢性不稳病例中，二级稳定装置慢性松弛可出现Ⅲ级轴移试验。

▶注意：前交叉韧带撕裂时，前抽屉应力下胫骨内、外均向前方移位。

单纯前交叉韧带撕裂时，胫骨外侧前向运动较内侧前向运动明显。随内侧结构损伤程度的增加，胫骨平台内侧向前移位程度与外侧比较相对增大。胫骨平台内侧前向移位程度的增加使检查者所能观察到的膝关节半脱位的严重程度和随后的复位现象的可能性增加。随着膝关节屈曲度的增加也可出现胫骨平台复位现象。

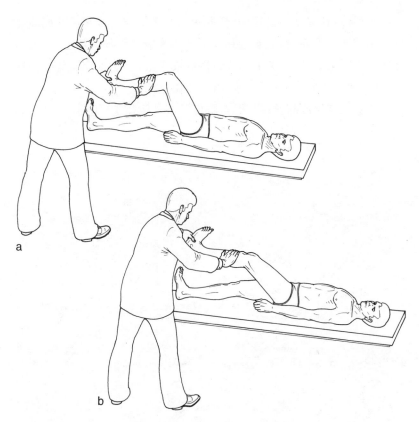

图 6.46 Jakob 分级轴移试验。(a)起始姿势:小腿屈曲、内旋,膝关节外翻应力。(b)膝关节近伸直位、小腿外旋、外翻应力下胫骨近端外侧前向半脱位。

改良轴移试验(图 6.47)

▶**步骤:**患者仰卧。检查者一手内旋位把持患者小腿,另一手抓胫骨近端外侧并保持外翻姿势。试验阳性时,这一动作可引起胫骨近端外侧半脱位。其他步骤与轴移试验相同。然后维持小腿内旋和外翻应力下屈曲膝关节,使胫骨近端在屈曲 30°位向后复位。试验过程中股骨头内收、外展,小腿不同程度的内、外旋转。

▶ **评估**：轴移试验过程中，髂胫束对膝关节伸直半脱位和屈曲复位的作用至关重要。髂胫束起始应力严重影响半脱位的程度。髋关节外展时髂胫束松弛，髋关节内收时髂胫束紧张。患者前交叉韧带功能不全时，髋关节内收位较外展位时半脱位更明显。

髂胫束直接或间接（被动）影响膝关节外侧稳定。位于 Kaplan 和

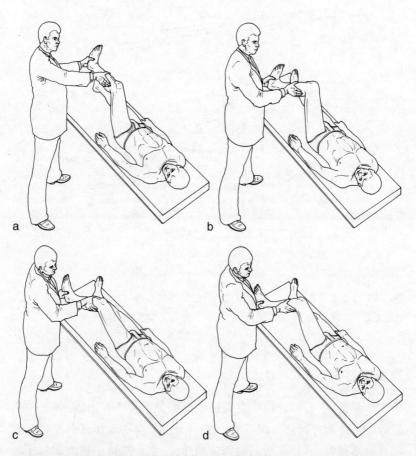

图 6.47　改良轴移试验。(a)外翻应力下，外展下肢和内旋小腿，膝关节伸直过程中半脱位。(b)同一姿势下屈曲膝关节使其复位。(c)膝关节外翻应力和小腿外旋，膝关节伸直过程中半脱位。(d)同一姿势下屈曲膝关节使其复位。

Gerdy 结节间的纤维被认为是被动韧带样结构,沿大腿外侧行走的髂胫束近端使其紧张。髂胫束股骨胫骨部分的张力决定胫骨近端半脱位的程度。小腿内旋和髋关节内收使整个髂胫束紧张,跨越膝关节的韧带样部分张力增加。前交叉韧带损伤时,这一张力可阻止轴移试验过程中胫骨近端前向伴脱位。小腿外旋可减轻髂胫束跨越膝关节部分的张力,使胫骨近端前向半脱位增加。下肢外展时半脱位的程度进一步增加。

内移试验(图 6.48)

▶ **步骤**:检查者前臂和腰部固定患者小腿,以评估膝关节趋于伸直时内、外移动(胫骨移位)情况。评估内移时,检查者一手置于稍远离内侧膝间隙的小腿处,另一手置于大腿外侧。检查者通过小腿向膝盖施加外翻应力,检查者将手放在大腿向内加压。

▶ **评估**:前交叉韧带撕裂时,胫骨向内移位直至髁间隆突接触到股骨内侧髁为止。由于后交叉韧带自内向外走行,其损伤后可出现胫骨近端向外移位(外移试验阳性)。

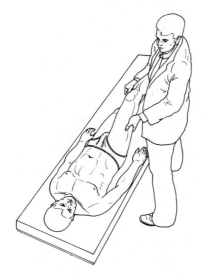

图 6.48 内移试验。

软轴移试验(图 6.49)

▶步骤:患者仰卧。检查者一手抓患者足部,一手抓小腿后部。检查者首先小心屈伸膝关节,用这一日常动作缓解患者焦虑并降低肌肉反射性紧张。患者髋关节外展,足处于中立位或外旋位。

然后,完成 3~5 次屈伸活动后,检查者轻柔地施加轴向压力。手置于小腿后方,检查者施加中度前向应力。

▶评估:在轴向压力和中度前向应力作用下,膝关节接近伸直时出现轻度半脱位,屈曲时复位。通过改变屈伸周期的速度,及轴向压力和前向应力,检查者可精确控制半脱位和复位的强度。通过这一试验,检查者可真正感觉到半脱位和复位的方向。

▶注意:软轴移试验可使复位时的疼痛减轻甚至消失。谨慎操作,患者可在无痛状态下反复试验。

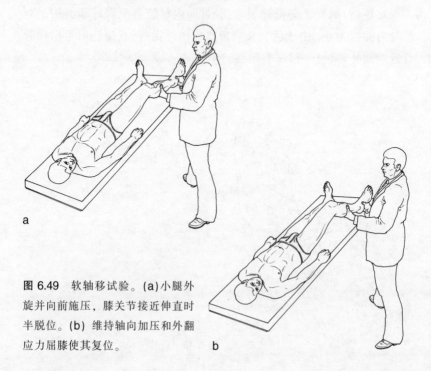

图 6.49 软轴移试验。(a)小腿外旋并向前施压,膝关节接近伸直时半脱位。(b) 维持轴向加压和外翻应力屈膝使其复位。

Martens 试验（图 6.50）

▶ **步骤**：患者仰卧。检查者站于患肢外侧，一手置于膝关节远端小腿后方，示指置于腓骨。检查者用前臂和腰部固定小腿，同时施加外翻应力。将小腿前向牵拉的同时，另一手将大腿远端向后推。

▶ **评估**：试验开始时膝关节处于接近伸直位。存在前交叉韧带损伤时，随着屈曲增加，半脱位的胫骨外侧部于 30°时复位。

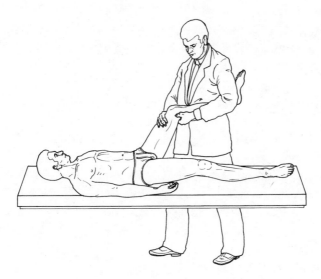

图 6.50　Martens 试验。

Losee 试验（图 6.51）

▶ **步骤**：患者仰卧。检查者抓患者膝关节外侧，拇指置于腓骨后方，其余手指置于髌骨。另一手于抓小腿近踝关节处。与其他动态半脱位不同，检查者不是内旋小腿而是轻度外旋小腿。

▶ **评估**：膝关节自伸直位至屈曲 40°~50°，前交叉韧带损伤时胫骨近端可看到和触及半脱位。

▶**注意**：因为开始时的胫骨处于外旋状态,Losee 试验在动态半脱位试验中非常重要。然而,对于检查者来说,不要用力外旋,而是保持小腿放松状态下外旋并屈曲膝关节。伸直膝关节时,胫骨外侧部向前半脱位,意味着至整个小腿内旋。检查者对于这种相对内旋不要干预。

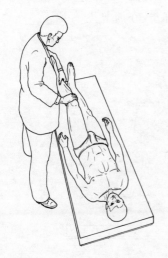

图 6.51　Losee 试验。

Slocum 试验(图 6.52)

▶**步骤**:患者健侧卧位,健侧髋、膝关节屈曲。上方的患肢轻度内旋,踝关节尽量伸直。这一姿势时,下肢重量使膝关节处于轻度外翻应力。检查者站于患者背后,一手抓其大腿,另一手抓胫骨近端,拇指或示指触摸腓骨头。

▶**评估**:前交叉韧带损伤时,膝关节接近伸直时胫骨近端外侧向前半脱位。然后屈膝至 30° 时胫骨近端向后复位。

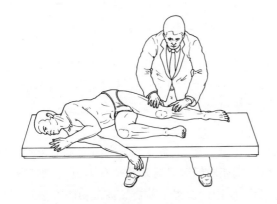

图 6.52　Slocum 试验。

Arnold 交叉试验(图 6.53)

▶ **步骤**：患者站立。检查者固定患肢足部。患者将正常侧肢体与患肢交叉,向患侧旋转骨盆和躯干。

▶ **评估**：固定侧肢体股四头肌收缩复制外侧轴移现象。患者有不适感并主诉膝关节即将脱位。

▶ **注意**：肌肉发达的患者,这一试验较其他前交叉韧带动态试验更能提供有用信息。

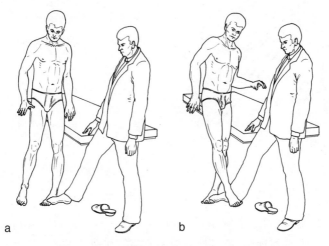

图 6.53　Arnold 交叉试验。(a)起始姿势。(b)压步。

Noyes 试验(图 6.54)

▶**步骤**:患者仰卧。检查者双手抓胫骨近端,前臂和腰部固定患者小腿远端。膝关节屈曲 20°,检查者行轻度前抽屉试验,同时用示指评估腘绳肌是否放松。股骨远端外旋并轻度向后方移位(半脱位)。然后进一步屈曲膝关节。

▶**评估**:与其他前向半脱位试验相比,此试验不是检查胫骨外侧部分半脱位,而是检查股骨远端相对于胫骨近端复位和半脱位。屈膝导致股骨远端内旋(复位)为试验阳性。提示前交叉韧带功能不全。

▶**注意**:对于因恐惧不能放松腘绳肌的患者,可用 Noyes 试验评估交叉韧带功能不全。

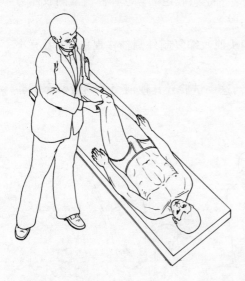

图 6.54　Noyes 试验。

Jakob 试验(图 6.55)

▶**步骤**:患者正常侧靠墙,双下肢负重。检查者双手分别置于患侧膝关节近端和远端,患者屈膝时检查者施加外翻应力。

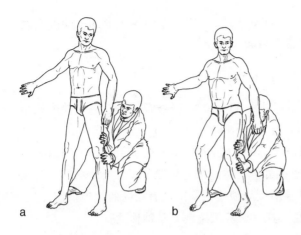

图 6.55 Jakob 试验。(a)外翻应力下起始姿势。(b)维持应力下屈曲复位。

▶评估:胫骨近端前向半脱位和患者主观感觉膝关节"打软腿"为试验阳性。

Lemaire 试验 (图 6.56)

▶步骤:患者仰卧。检查者一手内旋患者足部,另一手压大腿外侧股骨外侧髁近端。检查者小心的屈伸患者膝关节。

▶评估:前交叉韧带撕裂时,膝关节接近伸直位时检查者可看到胫骨近端外侧前向半脱位。屈膝 30°~50°时膝关节自行复位。

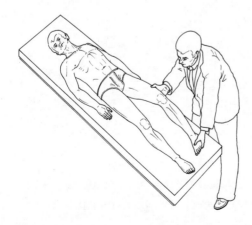

图 6.56 Lemaire 试验。

▶**注意**：首先由 Lemaire 描述，相继又有 Galway 和 Mcintosh 对这一试验进行描述；经常按后者称呼。

Hughston 抽动试验（图 6.57）

▶**步骤**：患者仰卧，屈膝 60°~70°。检查者一手抓患足并内旋小腿，另一手施加外翻应力。

▶**评估**：屈曲的膝关节伸直，胫骨轻度内旋。前交叉韧带损伤时，屈曲约 20°时，胫骨近端外侧突然向前方半脱位。

▶**注意**：抽动试验阳性与轴移试验阳性有相同的结构损伤，用于评估前外侧旋转不稳。这一试验敏感度不及轴移试验。

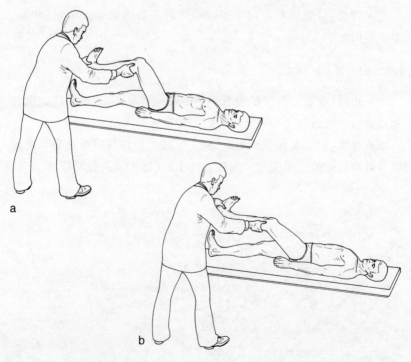

图 6.57 Hughston 抽动试验。(a)起始位膝关节屈曲 70°，小腿内旋，施加外翻应力。(b)屈膝 20°、小腿内旋，施加外翻应力时胫骨近端外侧前向半脱位。

评估后交叉韧带的功能试验

90°屈曲后抽屉试验（后 Lachman 试验）(图 6.58)

▶ **步骤**：分别在屈膝和接近伸直位行后抽屉试验。除了用于评估胫骨中立位、内旋和外旋位后方移位外，其他与前抽屉试验相似。

▶ **评估**：膝关节接近伸直位时，单纯后外侧不稳后方移位最明显。屈膝 90°后外侧旋转最大，后方移位最小。后交叉韧带损伤时，屈膝时后方移位最明显，膝关节屈曲和接近伸直时后外侧移位均不易察觉。

后交叉韧带合并后外侧结构功能不全时，任何屈曲度均可观察到后方移位、外旋和外侧张开度的增加。

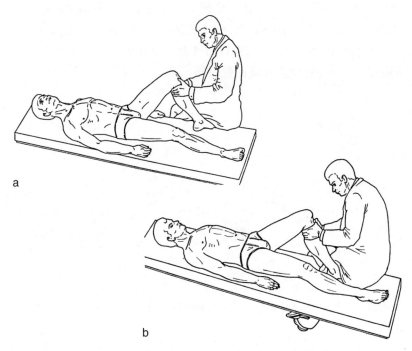

a

b

图 6.58 90°屈曲后抽屉试验。(a)起始位足外旋。(b)胫骨后方移位。

反向 Jakob 轴移试验(图 6.59)

评估后外侧旋转不稳。

▶**步骤**:患者仰卧。检查者站于患肢侧方。检查者一手抓足部,一手于膝关节水平支撑小腿,拇指触摸腓骨小头并施加外翻应力。检查者将膝关节屈曲至 70°~80°。足部外旋可引起胫骨外侧平台后向半脱位。术者维持外翻应力缓慢伸直膝关节。

▶**评估**:存在后外侧结构损伤时,膝关节屈曲状态下胫骨因重力下垂至后外侧半脱位。外旋加重膝关节半脱位。膝关节自 30°向 20°伸直过程中,髂胫束作为伸直装置使膝关节复位。后外侧关节囊、后方软组织和股四头肌也参与复位过程。

▶**注意**:这一试验与动态的前向半脱位的功能相似。然而,韧带整体松弛患者试验可为阳性。单侧诱发试验阳性和明确复制患者描述的疼痛性半脱位时试验才有临床意义。试验阳性主要提示后外侧关节囊韧带损伤。后交叉韧带损伤患者一般有外伤史,同时伴有后外侧不稳,小腿外旋位后抽屉试验阳性。

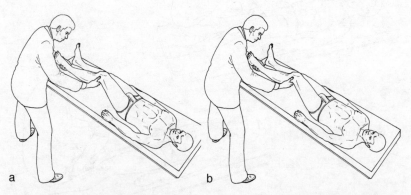

图 6.59 反向 Jakob 轴移试验。(a)屈膝超过 60°胫骨后半脱位。(b)膝关节接近伸直时复位。

股四头肌收缩试验(图 6.60)

评估后交叉韧带损伤。

▶ **步骤**：患者仰卧。患肢屈膝 90°并外旋。嘱患者绷紧股四头肌患肢抬离检查床。

▶ **评估**：后外侧不稳时，足外旋导致胫骨外侧相对于股骨外侧髁半脱位。检查者可观察到胫骨外侧平台向后下垂。主动收缩股四头肌和伸直膝关节使胫骨外侧平台前移并复位，有反向轴移试验感觉。屈膝 20°~30°时膝关节复位。这一试验也称之为主动复位试验，用于显示慢性韧带损伤。

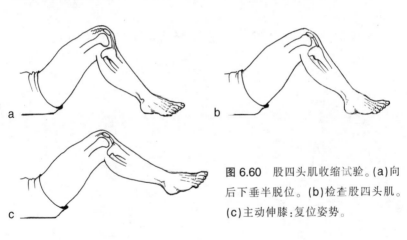

图 6.60　股四头肌收缩试验。(a)向后下垂半脱位。(b)检查股四头肌。(c)主动伸膝：复位姿势。

后塌陷试验(图 6.61)

▶ **步骤**：患者仰卧位，屈髋 45°，屈膝 90°。

▶ **评估**：侧方检查双侧胫骨近端的轮廓以显示患侧膝关节"塌陷"。向后牵拉的静止位置受重力影响，可作为后交叉韧带损伤的敏感体征。

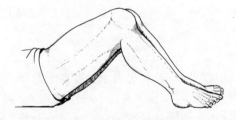

图 6.61　后塌陷试验。

软后外侧抽屉试验(图 6.62)

▶ **步骤**:患者坐于床沿,下肢放松、下垂。检查者下蹲,将患肢足部轻轻置于自己大腿上。检查者双手抓患肢胫骨近端,并用鱼际向后按压。

▶ **评估**:外侧平台后向移位(抽屉运动)提示后外侧不稳。

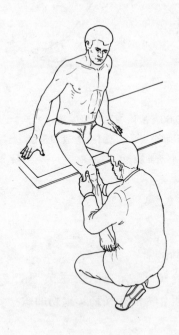

图 6.62　软后外侧抽屉试验。

重力征和膝关节反曲试验(图 6.63)

▶ **步骤**:患者仰卧,患肢屈膝、屈髋 90°。检查者一手抓患者小腿,另一手靠近髌骨固定膝关节。检查者突然移走固定膝关节的手。

▶ **评估**:如果后交叉韧带撕裂,胫骨向后移位(向后下垂)。

▶ **注意**:膝关节反曲试验中,患肢伸直抬高。后交叉韧带损伤导致胫骨向后下垂。

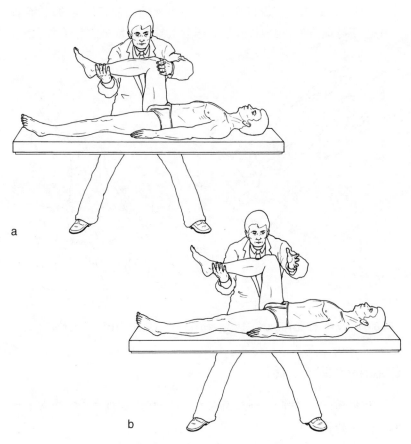

图 6.63　重力征和膝关节反曲试验。(a)固定膝关节。(b)固定移除后胫骨向后下垂。

反曲、外旋 Hughston 试验（图 6.64）

▶ **步骤**：患者仰卧，双侧股四头肌完全放松。检查者将双侧前足抬起。

▶ **评估**：后外侧结构不稳时，这一动作同时外旋胫骨将引起膝关节过伸和内翻。

▶ **注意**：每次检查一条腿可更清楚地显示外旋和膝关节反曲畸形（过伸）。做到这一点需将膝关节自轻度屈曲向伸直位运动。检查者一手置于膝关节后方，触诊胫骨近端后下垂和轻度外旋膝关节。

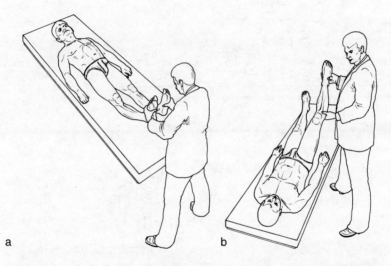

a　　　　　　　　　　　　b

图 6.64　反曲、外旋 Hughston 试验。(a)过伸、内翻位。(b)屈曲向伸直移动。

Godfrey 试验（图 6.65）

▶ **步骤**：患者仰卧，双膝、髋关节屈曲 90°。检查者固定患者小腿向后按压胫骨结节。

▶ **评估**：即使在起始位置，检查者很容易看到胫骨近端向后轻度

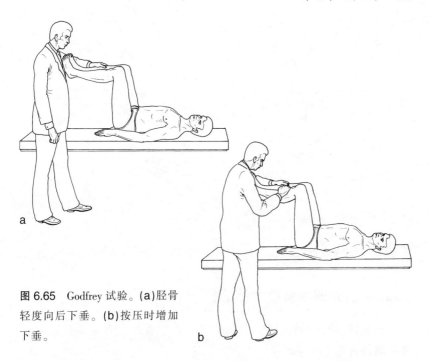

图 6.65　Godfrey 试验。(a)胫骨轻度向后下垂。(b)按压时增加下垂。

下垂,提示后交叉韧带功能不全。胫骨近端加压可增加胫骨外侧平台下垂程度。

动态后移试验(图 6.66)

▶**步骤**:患者仰卧。检查者将患者膝关节和髋关节屈曲 90°,保持膝关节旋转中立位。检查者一手置于大腿作为支撑,另一手缓慢伸直膝关节。

▶**评估**:膝关节伸直至屈曲 30°时,检查者可看到或触及胫骨平台突然自后半脱位状态复位并外旋的动作。

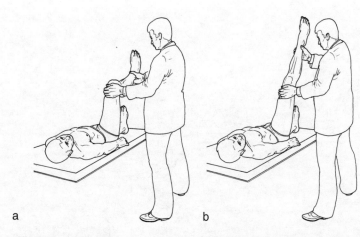

图 6.66 动态后移试验。(a)屈髋、屈膝 90°半脱位。(b)近伸直位膝关节复位。

Loomer 后外侧旋转稳定性试验(图 6.67)

▶**步骤**：患者仰卧，屈髋、屈膝 90°。检查者握患者足部并最大外旋双侧胫骨。

▶**评估**：患侧胫骨外旋超过对侧提示存在后外侧不稳，同时伴有患侧胫骨结节向后塌陷。

▶**注意**：有学者对 Loomer 试验进行了改进，称为胫骨外旋试验或表盘试验。患者仰卧。检查者将膝关节屈曲 30°，足伸出检查床边

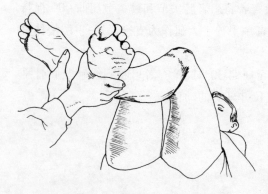

图 6.67 Loomer 后外侧旋转稳定性试验。

缘。检查者将胫骨外旋并与健侧对比旋转度数,观察胫骨结节移动程度。屈膝 90°重复上述试验。如果屈曲 90°较 30°旋转度低,可能是单纯后外侧损伤(腘肌角)。如果屈膝 90°外旋更明显,那么则认为腘肌角和后交叉韧带均损伤。

髂胫束

Noble 加压试验(图 6.68)

评估髂胫束综合征。

▶ **步骤**:患者仰卧,屈髋 50°、屈膝 90°。检查者拇指按压股骨外侧髁或其上方 1~2cm 同时被动伸膝。

▶ **评估**:如果股骨外髁疼痛,特别是屈膝 30°时疼痛,提示髂胫束综合征。疼痛性质与患者体育运动过程中的感觉相同。

▶ **注意**:髂胫束综合征(髂胫束摩擦综合征)又称跑步者膝。是髂胫束反复摩擦和炎症引起的末端肌腱病。长跑患者更为多见。

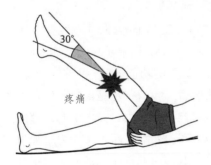

图 6.68　Noble 加压试验。

第 **7** 章 足和踝关节

对于人类来说,足、踝具有独特的功能:推进和负重。推进时作为弹性杠杆。负重时变为坚固的结构以支撑整个身体。

足、踝疾病可导致步态改变并影响下肢其他关节。有 80% 人群存在足部问题。下肢评估时,应包括足和踝关节,中立位负重和不负重下评估足部非常重要。这可帮助检查者鉴别功能性和结构性畸形。

现实中几乎所有足部疾病患者均有疼痛。精确的病史对明确诊断相当重要。应考虑每例患者的年龄、性别、职业和业余活动。询问疼痛发作的特点、部位、放射痛和性质,以及造成疼痛的原因也很重要。还应该考虑下肢的轴线移位。检查患者鞋的形状和足底是重要的,通过鞋底不对称磨损可初步判断患者疼痛的原因。

触诊检查除了评估受累部位的活动度和触痛外,注意观察负重和行走时足部状况。跖痛症是前足痛的统称。跖痛不仅是临床症状,造成疼痛的原因还包括局部疾病、生物力学功能异常、痛风、类风湿和循环系统功能异常造成的系统性疾病。"八"字足是最常见的足部畸形,常引起跖痛。足横弓塌陷导致肌肉和韧带力量减弱引起足部继发性变化,诱发爪形趾、足趾锤状畸形和踇外翻。跖骨头应力增加引起足底胼胝,足底胼胝诱发其他问题。其他引起前足痛的原因包括骨性关节炎(踇趾僵硬)、神经瘤(Morton 神经瘤)、应力骨折、缺血性坏死(Koehler 病)、籽骨病变、跖疣、压迫性神经病变(跗管综合征)。累及足部的系统性疾病包括糖尿病、周围血管疾病、痛风、银屑病、胶原蛋白病和类风湿关节炎。

踝关节和足活动范围见图 7.1。诊断足、踝疾病的临床试验见图 7.2。

踝关节和足活动范围(中立位 0°法)

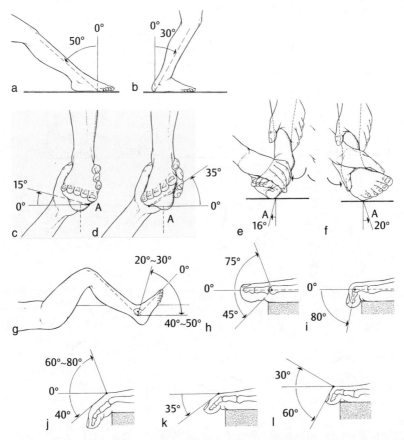

图 7.1 (a,b)站立位跖屈(a)和背屈(b)。(c,d)前足旋前(c)旋后(d)。一手抓足跟一手旋转前足。测量前足相对于后足的夹角确定旋前和旋后。(e,f)后足外翻(e)和内翻(f)。一手抓小腿,一手抓前足,拇指和示指夹持根骨(未显示),通过跟骨(跟骨轴,A)评估内翻和外翻。注意不能使足旋前和旋后。(g)足部悬垂放松,踝关节(距小腿关节)跖屈和背屈。(h~l)跖趾关节活动度:踇趾(h,i),其他足趾(j~l)。(待续)

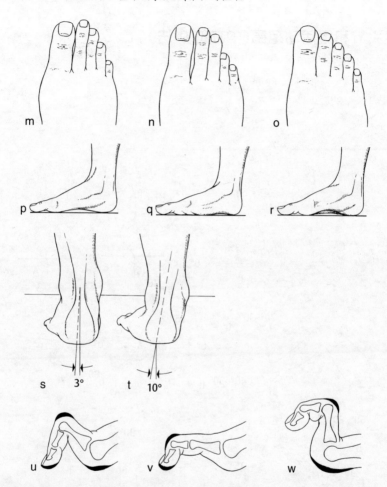

图 7.1 (续)　(m~o)前足和足趾长度变异：希腊型(m)，方形(n)，Lelièvre 描述的埃及型(o)。(p~r)内侧足纵弓的评估：正常足弓轻度高于地面(p)，扁平足(q)，高足弓或弓形足(r)。(s,t)后足的评估。正常位置外翻角为 0~6°。外翻角大于 6°为足外翻。(u~w)最重要的足趾畸形：近趾间关节锤状趾(u)，远趾间关节锤状趾(v)，Lelièvre 描述的爪形趾(w)。

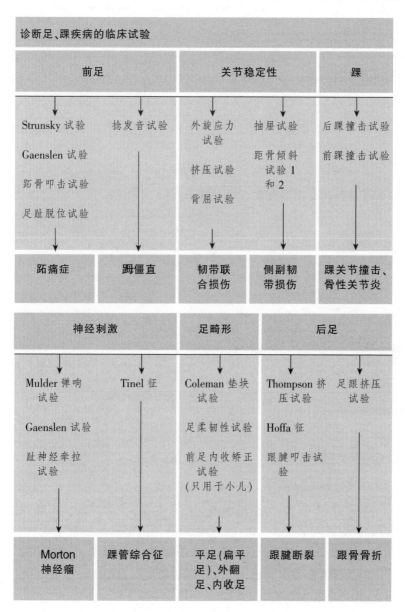

图 7.2　诊断足、踝疾病的临床试验。

功能试验

Grifka 试验(图 7.3)

"八"字足。

▶ **步骤**:患者被动背屈足趾,然后检查者用远节指腹于跖趾关节处纵向按压跖骨头。

▶ **评估**:跖骨头传导的压力与行走时足趾离地时的疼痛状态相同。外翻足时常出现疼痛,但按压跖侧时无疼痛感。

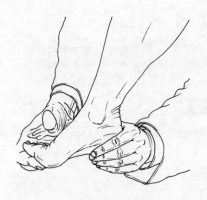

图 7.3　Grifka 试验。

Strunsky 试验(图 7.4)

跖痛症诱发试验。

▶ **步骤**:患者仰卧,双足伸出于检查床边缘。拇指置于双足蹞趾内侧,检查者双手钳夹样握住所有足趾并用力跖屈跖趾关节。

▶ **评估**:跖趾关节慢性刺激导致的跖痛,这一试验可增加跖趾关节压力从而使症状显著增加。然后通过触诊明确跖趾关节的痛点。

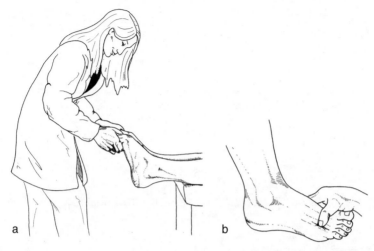

图 7.4　Strunsky 试验。(a)跖屈。(b)关节触诊。

足趾脱位试验(图 7.5)

检查跖趾关节稳定性。

▶ 步骤:检查者一手固定患者前足内侧,一手抓住一近节趾骨远端,并将其相对于跖骨头向后和跖侧移动。

▶ 评估:跖趾关节活动痛伴不稳提示足趾畸形增加,导致负重时功能性爪形趾畸形。这种不稳持续发展可导致跖趾关节固定于背屈的永久性爪形趾畸形。

跖趾关节脱位时,足趾脱位试验不能将关节复位。原因是足痛伴跖侧胼胝形成。

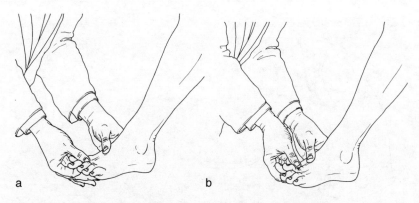

图 7.5　足趾脱位试验。(a)后脱位。(b)跖侧脱位。

捻发音试验(图 7.6)

提示蹬趾僵硬。

▶**步骤**：患者足部放松、下垂。检查者自远端抓住第 1 近节趾骨，拇指位于背侧，其余手指位于跖侧。检查者另一手固定前足侧方，拇指置于跖侧，其余手指置于背侧。然后检查者被动跖屈、背屈和旋转跖趾关节。

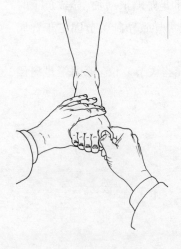

图 7.6　捻发音试验。

▶**评估**:蹈趾僵硬时,任何方向的活动均受限,并产生疼痛,背伸活动时尤为明显。由于骨关节炎性改变,伴随可触及或闻及的捻发音。

Gaenslen 试验(图 7.7)

评估前足痛。

▶**步骤**:检查者一手拇指置于足背侧,其他手指置于跖侧,将跖骨头固定于同一平面。另一手夹持抓握足趾,于蹈趾和小趾跖骨头处对前足行内、外侧加压。

▶**评估**:Morton 神经瘤时(趾间痛性神经瘤),前足"钳夹"动作可诱发跖骨头疼痛,常伴相邻足趾的急性发作性放射痛。严重外翻足畸形刺激关节囊也常出现疼痛症状。

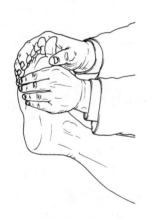

图 7.7　Gaenslen 试验。

跖骨叩击试验(图 7.8)

评估跖痛症的诱发试验。

▶**步骤**:患者仰卧,双足伸于检查床边缘。检查者一手过伸足趾,另一手持叩诊锤叩击跖骨头或跖趾关节。

▶ **评估**:跖趾关节慢性刺激引起的跖痛症,叩击足底使跖痛症状加剧。叩痛主要位于 3、4 跖骨头之间,并伴相邻足趾放射样疼痛提示 Morton 神经瘤。

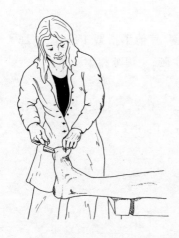

图 7.8　跖骨叩击试验。

Thompson 挤压试验(小腿挤压试验)(图 7.9)

提示跟腱断裂。

▶ **步骤**:患者俯卧位,足突出于检查床沿。检查者一手握住患侧小腿,用力挤压腓肠肌。

▶ **评估**:正常情况下,挤压腓肠肌可诱发足部被动快速跖屈。不能跖屈提示跟腱断裂。部分断裂时,挤压试验并不总是非常明确,这取决于断裂的程度。跟腱断裂时,患者不能用足尖站立,特别是不能用患肢足尖站立,跟腱反射消失。

▶ **注意**:试验也可在患者俯卧位、屈膝 90°时进行。这时,检查者双手握住患者小腿, 用力挤压腓肠肌。跟腱断裂表现为跖屈消失(Simmond 试验)。

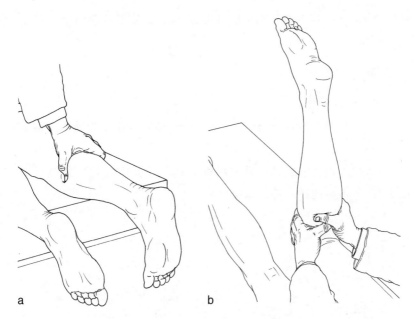

图 7.9 Thompson 挤压试验。(a)膝关节伸直。(b)膝关节屈曲 90°。

Hoffa 征(图 7.10)

提示慢性跟腱断裂。

- ▶ **步骤**:患者俯卧位,足突出于检查床沿。检查者被动背屈双足。
- ▶ **评估**:慢性跟腱断裂患者,跟腱张力降低,患侧足背屈程度较

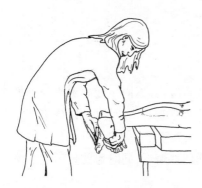

图 7.10 Hoffa 征。

对侧增加。然后嘱患者分别单腿足尖站立。慢性跟腱断裂时不能完成上述动作。

跟腱叩击试验(图 7.11)

提示跟腱断裂。

▶ **步骤**:患者俯卧位,膝关节屈曲 90°。检查者用叩诊锤叩击跟腱远端 1/3 处。

▶ **评估**:跟腱断裂时疼痛加剧和跖屈消失(跟腱反射)。跟腱反射缺失时,必须鉴别排除神经系统疾病。

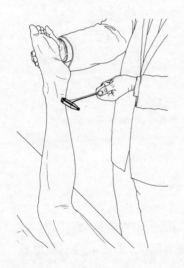

图 7.11 跟腱叩击试验。

Coleman 垫块试验(图 7.12)

评估后足畸形的柔韧性。

▶ **步骤**:患者站立。外侧垫块试验时,将不同厚度的木块置于足跟和足外缘下方。根据畸形程度和足外形选择木块厚度,以使第一跖骨接触地面。内侧垫块试验时,将木块置于第一跖骨头下方。

▶ **评估**:垫块试验是确定后足代偿性畸形,同时伴前足固定挛缩

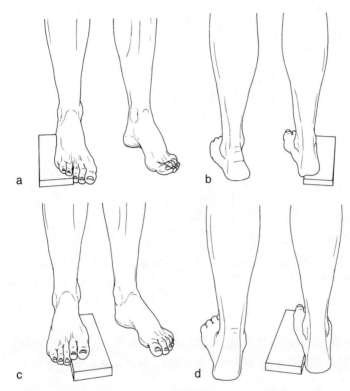

图 7.12 Coleman 垫块试验。(a)后足内翻和前足外翻的前面观。(b)后足内翻和前足外翻的后面观。(c)后足外翻和前足内翻的前面观。(d)后足外翻和前足内翻的后面观。

柔韧性的好方法。外侧垫块试验用于确定后足内翻畸形伴前足外翻挛缩的柔韧性。后足柔韧的代偿性内翻畸形可通过外侧垫块矫正。存在前足内翻挛缩时，内侧垫块试验可用于评估后足畸形的柔韧性和(或)挛缩程度。

足柔韧性试验(图 7.13)

评估外翻平足畸形的僵硬和柔软度。

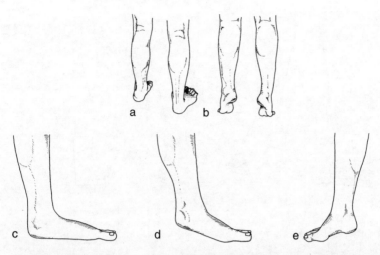

图 7.13   足柔韧性试验。(a)平足外翻后侧观。(b)足尖站立时柔性畸形消失。(c)内侧纵弓明显变平。(d)足尖站立时挛缩持续存在，即持续性平足。(e)柔韧性畸形时足弓再现。

▶**步骤**：外翻扁平足是足内侧纵弓变平(平足、扁平足、内侧纵弓下陷)足跟外翻增加的足部畸形(足外翻)。患者正常站立位或足尖站立，自侧方和后方检查。

▶**评估**：足尖站立时持续存在内侧纵弓变平和足跟外翻提示僵硬平足外翻畸形。柔软的平足外翻畸形，足尖站立可使足跟内翻移位，以代偿外翻畸形，并再次出现内侧纵弓。

前足内收矫正试验(图 7.14)

用于评估和鉴别内收足畸形(足内翻)的僵硬和柔韧程度。

▶**步骤**：患儿仰卧，检查者一手抓患肢足部，另一手拇指于前足内侧按压，试图纠正足内翻畸形。

▶**评估**：操作过程中如果前足容易向中线移动、足内翻消失，那么畸形通常为柔韧性的，后期可自行矫正。畸形不能被动矫正的为固定足内收。

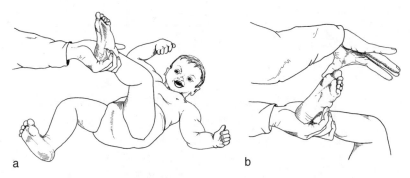

图 7.14 前足内收矫正试验。(a)畸形。(b)可被动矫正。

　　人工矫正无效的先天性足内翻需要长时间严格佩戴矫正石膏治疗。

侧副韧带和韧带连结

　　踝关节最大的韧带是三角韧带(踝关节内侧韧带),它是由 4 条独立韧带构成的复合韧带。踝关节外侧由三条韧带固定,包括距腓前韧带、距腓后韧带和跟腓韧带。三角韧带的损伤机制类似于韧带连结损伤。外侧副韧带损伤机制包括足旋后和轻度跖屈。10%~20%的踝关节损伤涉及韧带连结损伤。踝关节和后足解剖见图 7.15。

　　骨间膜像韧带连结一样将胫骨和腓骨连接在一起;胫腓骨远端胫腓联合强壮有力。这一复合体由胫腓前韧带和胫腓后韧带加强,这两条韧带无明显弹性,因此踝关节背伸时两骨之间无明显活动度。踝关节暴力背伸,肢体近端或上身的冲击固定于外旋位的踝关节时,可导致韧带连结的损伤,这常发生于足球运动员。

距骨倾斜试验 1(反转应力试验或内翻应力试验)(图 7.16)

　　评估外侧副韧带损伤情况(跟腓韧带、距腓前韧带和距腓后韧带)。

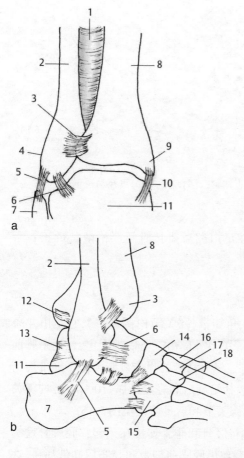

图 7.15 踝关节和后足解剖。
(a)前面观。(b)外侧观。
1.骨间膜。
2.腓骨。
3.胫腓前韧带。
4.外踝。
5.跟腓韧带。
6.距腓前韧带。
7.跟骨。
8.胫骨。
9.内踝。
10.三角韧带。
11.距骨。
12.胫腓后韧带。
13.距腓后韧带。
14.舟状骨。
15.骰骨。
16.内侧楔骨。
17.中间楔骨。
18.外侧楔骨。

▶**步骤**：患者仰卧或坐位，下肢置于检查床沿。检查者一手抓患者跟骨，使足、踝处于中立位。另一手于踝关节上方固定小腿。拇指或示指触摸跟腓韧带。检查者于这一姿势下和最大背屈位将足踝关节水平反转(后足内翻应力)。

▶**评估**：可看到或触及明显成角或双侧踝关节对比角度>15°伴疼痛，提示患侧跟腓韧带和距腓韧带完全断裂。最大背屈使距下关节锁定，可增加试验的敏感度。应分别检查双侧踝关节和距下关节，因为有些个体(特别是儿童)容易出现关节不稳，实际上是生理性关节

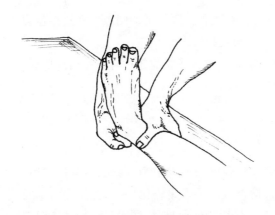

图 7.16 距骨倾斜试验 1
(反转应力试验或内翻应力
试验)。

松弛。

▶注意:如果联合应用前抽屉试验,可获得更好的评估。联合试验中前向移位>5mm,倾斜试验>10°提示距腓前韧带和跟腓韧带损伤。

距骨倾斜试验 2(外翻应力试验)(图 7.17)

评估三角韧带损伤,特别是韧带的胫骨–跟骨部分。

▶步骤:患者仰卧或坐位,双下肢垂于检查床边缘。检查者一手抓患者跟骨使足处于中立位。另一手于踝关节上方固定小腿,拇指或

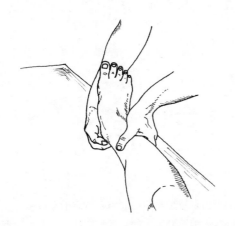

图 7.17 距骨倾斜试验 2。

其他手指沿三角韧带放置,注意距骨与踝关节的间隙。在这一位置上,检查者反转(后足外翻应力)足部。

▶ **评估**:试验过程中如果距骨倾斜或间隙超过对侧并出现疼痛,提示三角韧带可能存在损伤情况。

前、后抽屉试验(图 7.18)

评估距腓前韧带损伤。

▶ **步骤**:患者仰卧,膝关节轻度屈曲以中和腓肠肌的牵拉作用。踝关节保持 10°~15°跖屈,检查者一手抓足跟,另一手自前方固定胫骨。嘱患者肌肉放松,检查者将跟骨向前推移,同时另一手继续固定胫骨。

▶ **评估**:距腓前韧带损伤常伴有关节囊损伤,距骨相对于胫骨向外、向前旋转。旋转中心为未受累的外侧韧带。

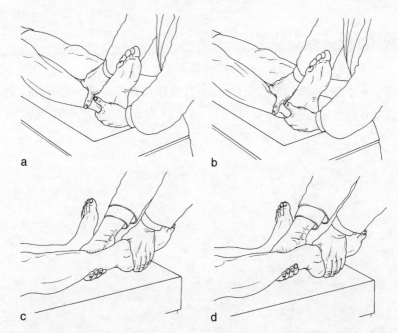

图 7.18 抽屉试验。(a)起始姿势。(b)前向牵拉足部。(c)起始姿势。(d)足后移。

这一试验提示导致距腓不稳的原因是距腓前韧带断裂。

▶**注意**：这一试验也可反方向进行。检查者一手自胫骨后方支撑小腿，另一手抓足中部。检查者于踝关节水平将足向后移动，同时另一手继续固定胫骨。如存在距腓后韧带或跟腓韧带损伤，距骨向后移位并向内旋转。

外旋应力试验 (Kleiger 试验) (图 7.19)

评估胫腓联合损伤。

▶**步骤**：患者坐于检查床沿。检查者一手自前方固定小腿近端，另一手置于后足。患足中立位。检查者用力外旋足部。

▶**评估**：足部强有力的外旋应力使距骨外旋，导致腓骨和胫骨分离，使下胫腓联合处于应力状态下。试验过程中踝关节前外侧疼痛提示胫腓联合损伤。踝关节跖屈时，外旋应力试验导致内侧疼痛提示三角韧带损伤。

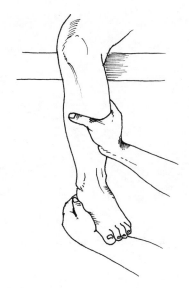

图 7.19　外旋应力试验(Kleiger 试验)。

挤压试验(图 7.20)

评估胫腓联合损伤。

▶**步骤**:患者坐于检查床边缘。检查者双手并拢环绕患者小腿并挤压,试图将胫腓骨挤到一起。双手距下胫腓联合必须有足够距离。

▶**评估**:疼痛提示下胫腓联合损伤。

背屈试验(图 7.21)

评估胫腓联合损伤。

▶**步骤**:患者坐于检查床沿,下肢自然下垂。检查者一手固定小腿近端,另一手用力将足背屈。

▶**评估**:下胫腓联合周围疼痛为试验阳性。

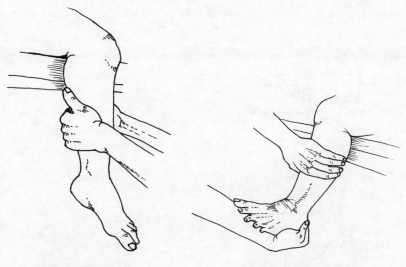

图 7.20　挤压试验。　　　　　图 7.21　背屈试验。

足跟锤击试验(图 7.22)

▶ **步骤**:患者坐于检查床边缘,小腿放松下垂,双足于踝关节跖屈。检查者一手固定患者小腿,另一手握拳轻轻轴向叩击足跟。

▶ **评估**:下胫腓联合疼痛提示存在损伤。虽然足跟锤击试验被推荐用于鉴别胫腓联合损伤和外踝扭伤, 但它也可用于胫骨应力骨折的检查。

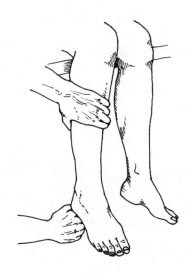

图 7.22　足跟锤击试验。

踝关节撞击

踝关节撞击综合征指踝关节内结构卡压引起的疼痛。除了确定受累的关节结构外,必须鉴别撞击的病理因素,是否存在骨性、软组织或神经卡压。

另外,前方撞击(通常前外侧)应与后方撞击相鉴别。踝关节前外侧较后方更容易受累。导致撞击的原因包括急性创伤及慢性劳损导致的微创伤——特别是足球运动员(足球运动员踝)和舞者。

踝关节解剖见图 7.23 和图 7.24。

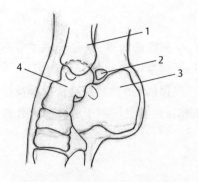
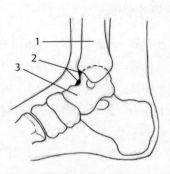

图 7.23　踝关节解剖,后内侧观。
1.胫骨后缘。
2.三角骨(距后三角骨)。
3.跟骨。
4.距骨。

图 7.24　踝关节解剖,前内侧观。
1.胫骨。
2.胫骨前缘和距骨颈骨赘。
3.距骨。

前踝撞击试验:过度背屈试验(图 7.25)

▶步骤:患者坐于检查床边缘,下肢放松下垂,膝关节屈曲 90°。检查者一手环绕握持并固定患者足跟,另一手于跖侧抓中、前足,然后将足做最大背屈。应在轻度内旋和外旋位重复上述试验。

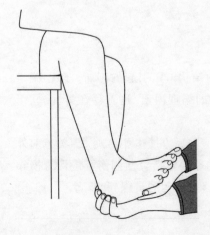

图 7.25　前踝撞击试验。

▶**评估**:用力背屈可诱发踝关节前方疼痛。关节线前缘的压痛点通常位于胫前肌腱内侧或胫前肌腱和趾长伸肌腱外侧。

后踝撞击试验:过度跖屈试验(图 7.26)

▶**步骤**:患者坐于检查床边缘,下肢放松下垂,膝关节屈曲 90°。检查者一手环绕握持并固定患者足跟,另一手于背侧抓中、前足。检查者将足做最大跖屈,重复数次。应在轻度内旋和外旋位重复上述试验。

▶**评估**:最大跖屈时患者主诉疼痛为试验阳性,特别是后足后外侧疼痛。疼痛的原因是撞击,软组织或骨性隆起在胫骨和跟骨后缘之间撞击。试验应在足部不同旋转位置重复进行。

试验阳性伴后外侧触痛时应行诊断性封闭试验。无菌条件下行距骨后突和胫骨后缘间关节囊的浸润麻醉。注射后重复上述试验,如果为阴性(用力跖屈无疼痛)则可明确诊断。

▶**注意**:后踝撞击综合征在芭蕾舞演员和跑步者中最为多见。慢跑,特别是下山时,持续重复的跖屈运动使踝关节后方受到重复应力。对于舞蹈演员来说,特定舞蹈,如"足尖舞"或"半足尖舞"姿势,需要用力跖屈才能完成,将导致后足软组织和骨性改变。因此舞蹈演员

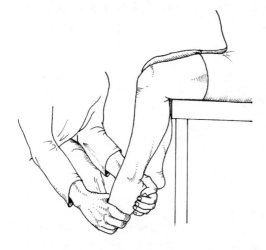

图 7.26　后踝撞击试验。

足后外侧疼痛称为"舞蹈者足"。

以下解剖和病理结构可导致后方撞击:

- 距后三角骨移位。
- 距骨后凸增生。
- 踝关节后方游离骨块。
- 胫骨后缘骨赘。
- 创伤后瘢痕组织或骨化。

神经损伤

趾神经牵拉试验(图 7.27)

评估 Morton 神经瘤。

▶步骤:患者仰卧,双足保持完全背伸,检查者于趾蹼处将双侧足趾被动完全背伸。

▶评估:如患者主诉跖骨头跖侧面灼烧痛且伴相应足趾放射痛,则为试验阳性。患者常主诉站立时"过电"样疼痛及行走过程中"足趾离地"时足趾放射痛,有时候伴受累足趾的感觉减退。即使穿窄鞋也可诱发疼痛。

▶注意:Morton 神经瘤是由单纯胫神经趾间终末支的感觉神经

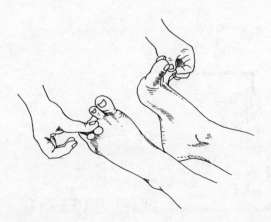

图 7.27　趾神经牵拉试验。

受损所致的一种疼痛综合征。神经瘤通常位于 3、4 跖骨头周围跖骨横韧带远端。足部畸形如外翻足和踇外翻容易引起 Morton 神经瘤。女性患者占 80%。

Mulder 弹响试验(Morton 试验)(图 7.28)

提示趾间神经瘤(Morton 神经瘤)。

▶ **步骤**:检查者夹持患者前足并挤压,使邻近跖骨头相互挤压。

▶ **评估**:存在趾间神经瘤时,推挤跖骨头使其相互挤压可诱发疼痛,偶伴有相邻足趾放射样感觉异常。足趾间可触及小的纤维瘤样硬化带并可移位,挤压前足时可伴有咔嗒声。Morton 神经瘤呈纺锤形,源于趾跖侧神经(图 7.29)。疼痛性趾间神经瘤通常位于 2、3 趾蹼处;位于 1、4 趾蹼处的神经瘤少见。跖骨横韧带注射局麻药物可通过麻醉神经瘤明确诊断。自侧趾间隙诱发试验称为 Hohmann 法。

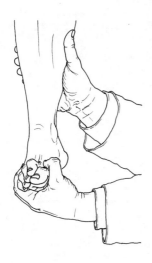

图 7.28　Mulder 弹响试验。

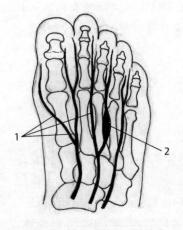

图 7.29 Morton 神经瘤示意图。
1.趾跖侧神经(胫神经终末支)。
2.第 3 跖骨间隙趾神经假瘤。

Tinel 征(图 7.30)

提示跗管综合征。

▶ **步骤**:患者仰卧,屈膝 90°。检查者用叩诊锤叩击位于内踝后方

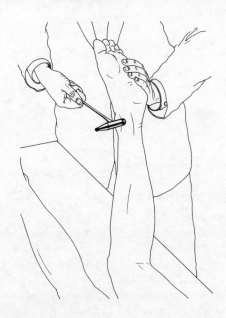

图 7.30 Tinel 征。

的胫神经。

▶ **评估**：足底疼痛和感觉异常提示跗管综合征。这一疾病是内踝处屈肌支持带下方慢性神经病变。内踝后方可触及神经并可诱发疼痛。晚期神经病变可导致跖神经支配区域的感觉缺失、感觉异常和足底肌萎缩。

骨折

足跟挤压试验 (图 7.31)

评估跟骨应力性骨折。

▶ **步骤**：检查者双手大鱼际对称挤压患者足跟。

▶ **评估**：跟骨应力骨折时，患者足跟剧烈疼痛。跟骨应力骨折主要见于严重骨质疏松患者。这类骨折患者表现为明显的防痛步态，足跟完全不能负重。足跟弥漫性肿胀，触痛明显。跟痛症患者，如跟骨后滑囊炎，挤压足跟时很少出现明显的疼痛。

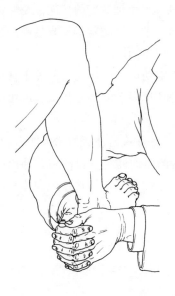

图 7.31 足跟挤压试验。

第 **8** 章　姿势缺陷

直立姿势不仅由脊柱(或躯干)姿势决定,而且主要取决于肌肉活动。要区分直立姿势和放松(站立)姿势。直立是一种预备体态,以肌肉间力量保持平衡为特征,而放松姿势是以休息和恢复为目的的舒适地站立。放松姿态是一个习惯性姿态,个体间各有特点,主要依赖于个体的脊柱和骨盆的解剖特点。

姿势无力定义为完成和保持直立姿势非常困难。患者不能自放松姿态向直立姿势过渡,或者只能短暂维持直立。慢性姿势无力可导致姿势的恶化并逐渐发展为慢性畸形。姿势无力和恶化是持续性的,儿童和青少年为高危人群,及时发现非常重要,以免其发展为姿势畸形。姿势依赖于肌肉质量和解剖基础。生理曲度的功能性变异描述较多。根据 Wagenhäuser 的描述,这代表正常姿势的变异性缺陷。包括不稳定姿势、圆背、凹背、平背和侧方畸形。

触诊诊断时,检查者必须鉴别功能性姿势无力和源于脊柱疾病造成的功能缺陷,如,休门病和脊柱滑脱。多种姿势试验可用于检查姿势缺陷。

Matthias 姿势能力试验可用于评估维持姿势的肌肉能力。Kraus-Weber 试验用于评估躯干和骨盆的肌肉能力。腹部和背部肌肉力量和耐力得以测量。这些试验有助于测定肌肉活动在中和体重的影响时的定量和定性效应。

Kraus-Weber 试验(图 8.1)

躯干和骨盆肌肉能力试验。

▶ **步骤:**

A:患者仰卧,下肢和足伸直,双手指相扣置于枕后。嘱患者抬高伸直的双下肢 25cm,并维持这一高度 10 秒。用于检查下腹部肌肉。记 10 分。

B:患者仰卧,双手指相扣置于枕后。检查者固定患者双足。嘱患者坐起。这一试验检查上腹部肌肉。坐起 90°记 10 分,坐起 45°记 5 分。

C:患者仰卧,双手指相扣置于枕后,下肢屈曲。检查者固定患者双足。嘱患者坐起。这一试验用于检查整个腹部肌肉,腰大肌作用被抵消。

D:患者俯卧,腹部垫软垫,双手指相扣置于枕后。检查者固定患者髋关节、足于检查床上。嘱患者将躯干抬离检查床并维持 10 秒。这一试验用于检查上背部肌肉。记 10 分。

E:患者俯卧,双手指相扣置于枕后,骨盆处垫软垫。检查者将患

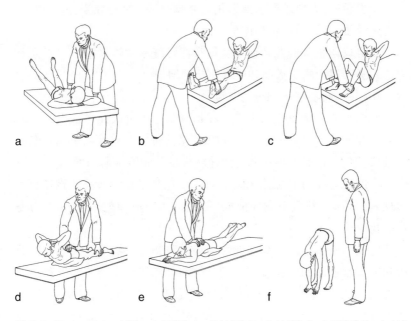

图 8.1　Kraus-Weber 试验。(a)试验 A。(b)试验 B。(c)试验 C。(d)试验 D。(e)试验 E。(f)试验 F。

者躯干和髋关节固定于检查床。嘱患者踝关节伸直，抬高下肢并维持10秒。这一试验用于测验下背部肌肉。记10分。

F：患者赤足站立，双手置于体侧。然后嘱患者身体前屈，膝关节保持伸直，双上肢在前面伸展。检查者测量指尖到地面的距离。

▶评估：以下指数代表 Kraus-Weber 试验正常。

$$A\frac{10}{10} \quad B\frac{10}{10} \quad FTF=0$$

A 代表腹部肌肉力量，B 代表背部肌肉力量。分子分别代表上腹部和上背部肌肉；分母分别是下腹部和下背部肌肉及髂腰肌。FTF 为指尖到地面的距离。

Matthias 姿势能力试验（图 8.2）

评估儿童和青少年背部和躯干肌肉能力。

▶步骤：站立位进行。嘱患儿双上肢平举并维持此姿势。

▶评估：上肢平举将身体重心前移。

姿势代偿正常的儿童通过身体整体轻度后倾转移重心。姿势无力的儿童表现为胸椎后凸和腰椎前凸的增加。

Matthias 将姿势无力分为二度。

肌肉功能完全正常的患者，在抬臂试验中可以在尽量小的后屈下完成并保持直立。一度姿势无力时，患儿可主动完成完全直立姿势并维持，但30秒后出现后向弯曲伴胸椎后凸和腰椎前凸增加。

二度姿势无力时患儿无法主动完成直立姿势，抬臂试验开始即出现后向倾斜。患儿骨盆向前推移，腰椎前凸明显增大。这称之为姿势恶化。

鉴别诊断中必须区分功能性姿势缺陷和脊柱器质性疾病。借助于功能试验彻底的临床查体有助于早期鉴别姿势无力与畸形和特发性疾病。特别注意的是，检查要排除脊柱侧弯、后凸和脊柱滑脱，以及各种脊柱畸形，如平背畸形、圆背畸形和凹背畸形。

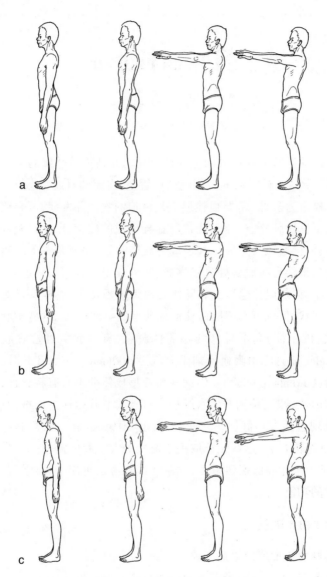

图 8.2　Matthias 姿势能力试验。(a)正常姿势。(b)姿势无力。(c)姿势恶化。

第 9 章　静脉血栓形成

急性深静脉血栓形成同急性动脉栓塞并列为最严重的突发性血管疾病。导致血栓形成的因素包括血管壁、血流和凝血状态。下肢深静脉血栓最为多见。静脉血栓形成是可怕的术后并发症，可导致急性栓塞或复发性肺栓塞。下肢深静脉血栓形成的症状（图 9.1）较浅静脉血栓轻，但栓塞风险更大。其表现为肢体肿胀（主要是左下肢髂静脉分叉处），常伴有腹股沟处自发疼痛、咳嗽或用力时下肢放射痛、局部皮肤发绀，偶尔以体温增高和脉搏加快为重要表现。肺栓塞常为最早的临床症状，但也可有静脉血栓形成典型的早期症状。这些症状包括自足底（Payr 征）向上延伸的触痛性斑点，有些病例可达腹股沟处（Rielander 征）；应用测血压袖带充气至 100mmHg（13.3kPa）时，小腿肚压痛（Lowenberg 试验）。但这些血栓形成体征不具有特异性，不能做出结论性诊断。单侧肢体水肿通常自踝关节开始逐渐加重。其他特征性发现包括末梢静脉扩张充血（Pratt"预警"静脉）、浅静脉侧支形成、水肿范围扩大，这些体征取决于血栓的大小和位置。

对于慢性静脉疾病患者，一系列试验方法可用于评估深静脉和穿静脉的功能。

Lowenberg 试验

静脉血栓形成的早期征象。

▶ **步骤**：检查者将患者双侧小腿扎测血压袖带并充气。

▶ **评估**：正常情况下，充气超过 180mmHg（24kPa）时出现不适。存在静脉血栓形成时，健侧小腿肌肉耐受压力的能力较患侧增高。

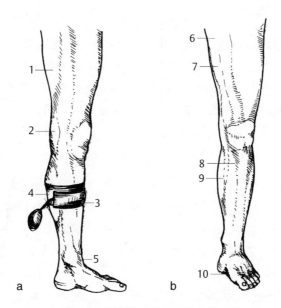

图 9.1　深静脉血栓形成的早期表现。

1.大腿内侧触痛(缝匠肌,股薄肌)。

2.膝关节触痛(肌肉止点和内侧关节囊)。

3.小腿肚压痛(Lowenberg 试验)。

4.足背屈使小腿肚疼痛(Homans 征)。

5.触痛。

6.腹股沟疼痛。

7.收肌管触痛。

8.Pratt 预警征。

9.沿大隐静脉出现 Meyer 压力点。

10.足底疼痛,Payr 征:手掌侧缘按压或叩击足底。

Trendelenburg 试验(图 9.2)

评估大腿静脉曲张。测试小隐静脉和穿静脉功能。

▶ **步骤**:患者仰卧,抬高下肢。检查者将扩张的静脉压平。检查者用止血带于腹股沟韧带处,压迫大隐静脉与股静脉交汇处远端,然后嘱患者站起。

▶**评估**:患者站立后曲张的静脉在 30s 内缓慢充盈或不充盈,但放松止血带后大隐静脉自近端快速充盈提示大隐静脉瓣膜功能不全而穿静脉功能正常。自远端相对快速的静脉充盈提示穿静脉或交通静脉功能不全伴小隐静脉功能不全。放松止血带后,近、远端均快速出现静脉充盈提示大隐静脉和深静脉交通支都存在功能不全。

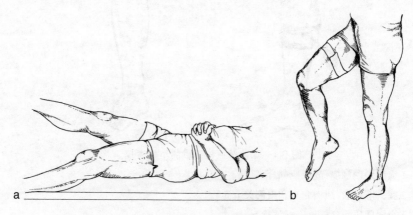

图 9.2 Trendelenburg 试验。(a)患者仰卧。(b)患者站立。

Perthes 试验(图 9.3)

检查深静脉和穿静脉功能。

▶**步骤**:患者仰卧,在大腿或小腿近端扎止血带使曲张的静脉充盈。嘱患者扎止血带后来回行走。

▶**评估**: 肌肉收缩时曲张的静脉完全排空提示穿静脉功能和深静脉回流正常。导致淤血的原因是大隐静脉瓣膜功能不全。静脉不完全排空提示交通静脉瓣膜功能中度不全。曲张的静脉充盈无变化提示穿静脉功能明显不全和深静脉功能明显受损。过度充盈提示严重血栓后综合征,穿静脉血流方向逆转。

▶**注意**:Schwartz 试验或 Schwartz 和 Hackenbruch 冲击试验用于检查大隐静脉瓣膜功能不全。患者站立,检查者将一手指置于曲张的静脉,用另一手手指叩击大隐静脉与股静脉交汇处。如叩击向第一个手指传导提示血流是连续的,检查部位的静脉瓣功能完好。这一试验不起决定性作用,但是对于确定浅静脉与大隐静脉和小隐静脉间是否存在交通支不失为一种好的方法。

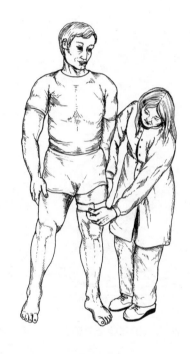

图 9.3　Perthes 试验。

Homans 试验(图 9.4)

检查深静脉血栓形成。

▶**步骤**:患者仰卧。检查者将患肢抬高并快速背屈患者足部,保持膝关节伸直。屈膝重复这一操作同时触摸小腿肚。

▶**评估**:膝关节伸直和屈曲时,足背屈出现疼痛提示静脉血栓形成或血栓性静脉炎。

椎间盘病变(放射痛)或肌肉挛缩,伸膝状态下也可出现小腿肚疼痛。

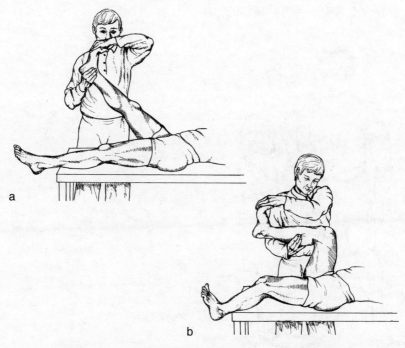

图 9.4 Homans 试验。(a)伸膝足背屈。(b)屈膝足背屈。

第 **10** 章　动脉闭塞性疾病和 神经血管卡压综合征

　　动脉闭塞性疾病常与骨科疾病并存。值得注意的是，近90%的闭塞性动脉硬化发生在下肢。在治疗急性骨科疾病前，医师必须排除或明确可能存在的动脉缺血性疾病。不需要任何诊断技术，在获取详尽的病史后，通过视诊、触诊和特殊的功能试验通常可以明确诊断。

　　脉搏减弱或消失、肢体温度降低和皮肤苍白(或发绀)、皮肤红斑和营养障碍都是动脉闭塞的表现。溃疡形成和坏疽是疾病晚期的表现。是否存在典型的间歇性跛行(短距离行走后小腿后方疼痛)，确定最大距离行走后有无上述症状可帮助评估疾病的严重程度(Fontaine动脉闭塞性疾病严重程度分级)。间歇性跛行的鉴别诊断包括马尾神经受压造成的脊柱源性跛行，这是腰椎管狭窄的主要表现。马尾神经引起的间歇性跛行并不是能明确界定的临床症状。患者站立或行走时会出现一侧或双侧下肢放射症状，如感觉异常、疼痛、感觉减退和无力。存在血管性疾病跛行时，患者停止活动后这些症状会明显改善或消失，但多数情况下，在身体特定活动时才会出现上述情况。

　　▶**注意**：步行试验可用于评估外周循环的异常。嘱患者在走廊内来回行走3min，每分钟120步。对出现症状的时间及部位、步态和任何停歇进行临床评估。患者行走60s后停歇提示肌肉血供严重受损。血液循环中度受损的症状在1~3min内出现。行走3min或以上才出现症状提示血液循环轻度受损。

　　需要注意心、肺疾病及髋关节骨性关节炎和膝关节退行性疾病均可限制运动耐力。

Allen 试验(握拳试验)(图 10.1)

评估上肢动脉缺血性疾病。

▶**步骤**：患者坐位，高于水平面抬高上肢。检查者抓患者腕部手指压迫阻断桡动脉和尺动脉血供。患者握拳，通过后方静脉将手部静脉血排空。1min 后，患者将上肢放低并伸开苍白的手部。检查者逐一放松两条动脉的压迫。

▶**评估**：受血管支配区域的手部快速、一致的变红提示动脉血供正常。如果手部和手指血供破坏，缺血性改变时颜色恢复变慢。

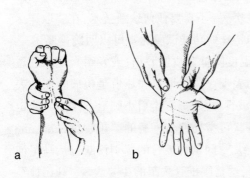

图 10.1　Allen 试验。(a)抬高上肢，触诊血管。(b)下垂上肢，触摸血管并评估皮肤灌注情况。

George 椎动脉试验(De Klyn 试验)(图 10.2)

评估椎动脉、基底动脉或颈动脉狭窄或受压。

▶**步骤**：这一试验需要有初步检查结果，因为其并不是完全无风险。首先需要评估的参数包括血压、上肢脉搏、颈总动脉和锁骨下动脉听诊是否存在杂音和传导。如果这些前期检查发现存在严重异常，则不能采取这一试验。如不存在严重异常，嘱患者向一侧最大旋转头部并后仰颈部。也可让患者仰卧行此试验。这时嘱患者头部探出检查床边缘置于检查者手上。然后头部下垂(处于 De Klyn 位)。头部最大旋转同时颈部后仰。患者头部必须保持最大旋转和后伸 20~30s。要求患者大声计数。

▶ **评估**：头部最大旋转和后仰时，如出现颈总动脉异常杂音、眩晕、视觉症状、恶心、疲劳或眼球震颤，提示椎动脉或颈总动脉狭窄。这一试验对颈椎综合征合并眩晕选择治疗手段（牵引或手法治疗）时非常重要。椎动脉激惹试验有助于鉴别椎动脉阻塞时强度开始加重然后迅速减轻的恶心、眩晕和眼球震颤症状。椎动脉供血不足时，恶心和眩晕强度在数秒钟内迅速增加并不会减轻。

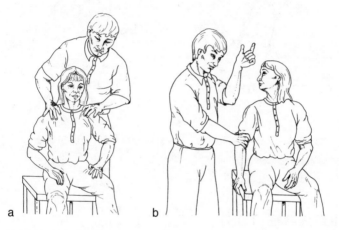

图 10.2 George 椎动脉试验。(a)起始姿势。(b)头部旋转、颈部后伸。

Ratschow–Boerger 试验（图 10.3）

评估盆腔和下肢血管疾病。

▶ **步骤**：患者仰卧，嘱尽量抬高下肢并连续不断的行足部旋转或跖屈、背伸活动。

评估：血管功能正常的患者，试验过程中不会出现疼痛和足底的苍白症状。存在血管功能损害的患者会出现不同程度的疼痛和患肢严重足底缺血性改变。2min 后患者要求快速坐起并将下肢垂于检查床沿。血管功能正常的患者反应性充血和静脉充盈发生在 5~7s 内。血管功能受损时,这一反应延迟,并与血管狭窄的程度相对应。

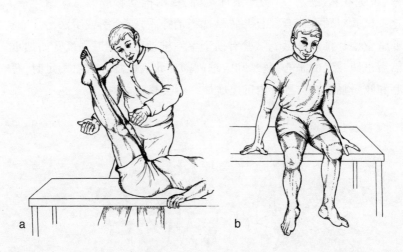

图 10.3 Ratschow–Boerger 试验。(a)患者仰卧抬高患肢。(b)患者坐起,下肢于床沿下垂。

胸廓出口综合征(TOS)

胸廓出口综合征是颈基底部神经血管功能损害的压迫综合征。TOS 先天原因包括颈肋(第 1 肋骨向上移位)、不典型的韧带、不典型的小斜角肌。锁骨或第 1 肋骨骨痂、骨赘,斜角肌纤维化或肥厚也可引起 TOS。

根据受压部位的不同(图 10.4),这一综合征可分为颈肋综合征、第 1 肋骨综合征或斜角肌综合征。

TOS 可同时伴有神经和血管变化,如神经功能减退和动、静脉循环异常。因此,诊断 TOS 需排除中心和周围因素。

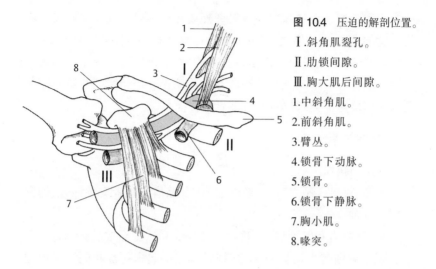

图 10.4　压迫的解剖位置。

Ⅰ.斜角肌裂孔。

Ⅱ.肋锁间隙。

Ⅲ胸大肌后间隙。

1.中斜角肌。

2.前斜角肌。

3.臂丛。

4.锁骨下动脉。

5.锁骨。

6.锁骨下静脉。

7.胸小肌。

8.喙突。

肋锁试验 (Geisel 手法)(图 10.5)

评估肋锁区神经、血管压迫综合征。

▶**步骤**:患者坐位,上肢放松下垂。检查者触摸腕关节桡动脉搏

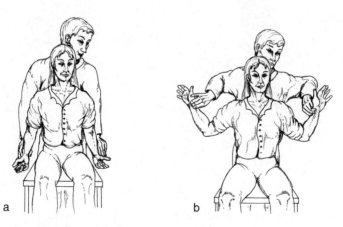

图 10.5　肋锁试验。(a)起始位检查者触诊桡动脉搏动。(b)外展、外旋和收肩时触诊桡动脉搏动。

动，注意脉搏幅度和脉率。嘱患者外展和外旋双上肢并缩肩(Geisel
位)。患者保持此体位,检查者再次触诊腕部并评估桡动脉搏动情况。

▶**评估**:单侧桡动脉搏动减弱或消失、缺血性皮肤变化和感觉异
常是臂丛神经、腋动脉和腋静脉在第 1 肋骨和锁骨间的肋锁间隙内
受压的明确体征(肋臂综合征;垂肩综合征)。

过度外展试验(图 10.6)

提示斜角肌综合征。

▶**步骤**:患者站立,双上肢外展 90°并缩肩。患者交替伸开、握紧
手部 2 分钟。

▶**评估**:肩和臂疼痛、皮肤缺血性改变和感觉异常是臂丛神经和
(或)颈外侧锁骨下动脉受压的明确体征,引起这些症状的主要原因
是斜角肌的变化(纤维化、肥厚或存在小斜角肌)。斜角肌裂隙位于颈
外侧,前界为前斜角肌,后界为中斜角肌,下界为第 1 肋骨。臂丛和锁
骨下动脉颈经此裂隙进入腋窝(Haven 综合征)。

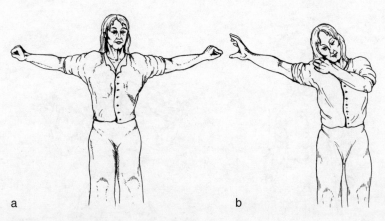

a　　　　　　　　　　　　　　　　b

图 10.6　过度外展试验。(a)起始姿势,双臂外展并缩肩。(b)诱发右肩疼痛。

间歇性跛行试验(图 10.7)

产生肋锁压迫综合征的体征。

▶ **步骤:**患者站立,外展、外旋上肢。嘱患者快速伸直、屈曲双侧手指 1min。

▶ **评估:**如果几次循环后出现一侧上肢下垂、皮肤缺血性改变、感觉异常和肩及上肢疼痛,提示肋锁综合征影响到神经血管组织。

原因包括骨赘、肋骨变化、斜角肌解剖异常。

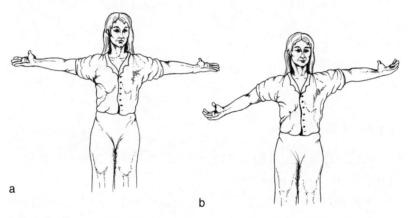

图 10.7　间歇性跛行试验。(a)起始姿势,双臂外展、外旋。(b)右臂疼痛下垂。

Allen 手法(图 10.8)

▶ **步骤:**患者坐位或站立。检查者站于其后方并将患者肘关节屈曲 90°,肩关节水平外展内旋。患者将头向试验对侧旋转。

▶ **评估:**检查者触摸桡动脉搏动,患者转头时脉搏消失为 TOS 试验阳性。其原因包括锁骨骨折骨痂过度增生或骨折残余移位、颈肋、锁骨裂或中斜角肌畸形。

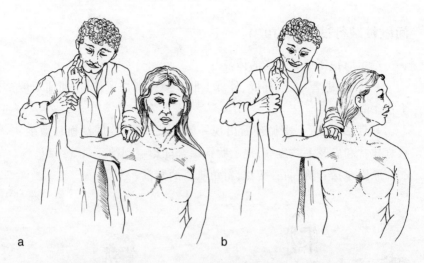

a　　　　　　　　　　　　　　　　b

图 10.8　Allen 手法。(a)起始姿势。(b)患者将头转向对侧。

Wright 试验(图 10.9)

　　快速或连续过度外展上肢时,胸小肌和喙突下方的神经血管结构受牵拉,引起神经血管症状。

　　► 步骤:患者坐位或站立位,双上肢放松下垂。检查者触摸患者桡动脉搏动。检查者首先将患肢被动外展 180°检查桡动脉搏动情况,注意脉搏减弱或消失的角度。然后检查对侧并行对比。

　　► 评估:桡动脉搏动减弱和(或)短时间内出现神经症状为试验阳性。这些症状包括感觉异常和手部失去知觉及可能出现的雷诺现象,就像趴着睡觉时将手举高过头时感觉一样。压迫发生在位于喙突、胸小肌和胸臂间的胸肌后间隙。通过桡动脉搏动评估压迫情况,因桡动脉直接起源于腋动脉,腋动脉发自锁骨下动脉。臂丛和腋动脉均位于胸小肌和胸部之间。通常于进入腋窝前喙突和胸小肌间受压(见图 10.4)。

应注意以下几项的鉴别诊断：

- 长入臂丛的浸润性肿瘤(如 Pancoast 瘤)。
- 迟发型放射性麻痹。
- 臂丛神经内神经瘤。

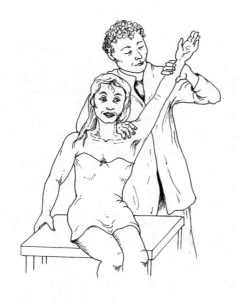

图 10.9　Wright 试验。

Adson 试验(图 10.10)

▶**步骤**:患者将头转向受检查侧肩部。患者头后伸,检查者外旋、后伸肩关节。检查者确定桡动脉搏动位置后嘱患者深吸气并屏住呼吸。

▶**评估**:患肢侧举并将头转向同侧时,桡动脉搏动消失为阳性。

这一试验对于确定同侧锁骨下动脉和臂丛神经压迫具有重要意义,造成神经血管压迫的主要原因是斜角肌肥大、颈肋残留或第 7 颈椎横突增宽与第 1 肋突间存在纤维束带。

Adson 试验阳性提示斜角肌综合，也称为颈肋综合征、Adson 综合征或 Naffziger 综合征。

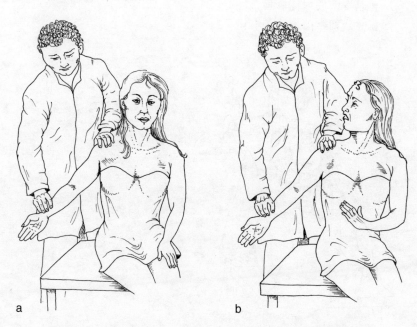

图 10.10   Adson 试验。(a)起始姿势。(b)患者向患侧转头并后伸。

第 11 章 中枢神经系统功能失调

上肢维持试验（图 11.1）

用于初步排除偏瘫。

▶ **步骤**：嘱患者闭目，上肢旋后抬高 90°。

▶ **评估**：一侧上肢下垂旋前提示有潜在对侧大脑损伤导致的偏瘫。患者闭目时上肢快速下垂并旋前提示为心理因素影响。

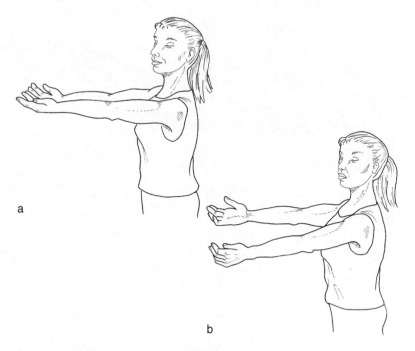

图 11.1 上肢维持试验。(a)闭目上肢后旋抬高 90°。(b)一侧上肢下垂并旋前。

下肢维持试验(图 11.2)

用于排除中枢性偏瘫。

▶ **步骤**:患者仰卧,嘱其闭目屈膝、屈髋 90°。

▶ **评估**:对于能站立和行走的患者,下肢神经系统检查前应观察站姿和步态。嘱患者足尖站立和行走,然后足跟站立和行走。患者仰卧时,通过对抗阻力伸膝检查股四头肌肌力(L3~L4)。通过足趾抗阻力背伸检查趾伸肌和蹈长伸肌肌力(L5)。通过抗阻力跖屈足部检查小腿三头肌肌力(S1)。维持试验中一侧或双侧下肢下垂提示潜在的中枢性偏瘫。

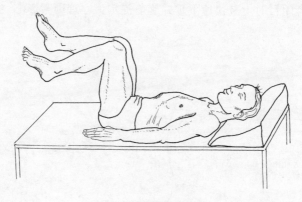

图 11.2　下肢维持试验。

参考文献

基本原则

Ballmer FT, Lambert M, Hertel R. Napoleon's sign: a test to assess subscapularis function. J Shoulder Elbow Surg 1997;6(2):193

Bunnell P. Opposition of the thumb. J Bone Joint Surg 1938;20:269–284

Finkelstein H. Stenosing tendovaginitis at the radial styloid process. J Bone Joint Surg 1930;12:509–540

Hawkins RJ, Desmond JB. Clinical evaluation of shoulder problems. In: Rockwood CA, Matsen FA, eds. The Shoulder. 2nd ed. Philadelphia: Saunders; 1998:64–97

Hughston JC. The posterior cruciate ligament in knee joint stability. J Bone Joint Surg Am 1969;51:1045–1046

Hughston JC. Extensor mechanism examination. In: Fox JM, Del Pizzo W, eds. The Patellofemoral Joint. New York: McGraw-Hill;1993:63–74

Hughston JC, Andrews JR, Cross MJ, Moschi A. Classification of knee ligament instabilities. Part I: The medial compartement and cruciate ligaments. Part II: The lateral compartement. J Bone Joint Surg Am 1976;58:159–179

Jakob RP, Stäubli HU, Deland JT. Grading the pivot shift. Objective tests with implications for treatment. J Bone Joint Surg Br 1987;69:294–299

Jobe FW, Jobe CM. Painful athletic injuries of the shoulder. Clin Orthop Relat Res 1983; (173):117–124

Jobe FW, Nuber G. Throwing injuries of the elbow. Clin Sports Med 1986;5(4):621–636

Kibler WB. Specificity and sensitivity of the anterior slide test in throwing athletes with superior glenoid labral tears. Arthroscopy 1995;11(3):296–300

Losee RE. Concepts of the pivot shift. Clin Orthop Relat Res 1983; (172):45–51

Ludington NA. Rupture of the long head of the biceps cubiti muscle. Ann Surg 1923;77(3):358–363

Martens MA, Mulier JC. Anterior subluxation of the lateral tibial plateau. A new clinical test and the morbidity of this type of knee instability. Arch Orthop Trauma Surg 1981;98(2):109–111

Mennell J. Joint Manipulation. London: Churchill; 1952

Neer CS II. Involuntary inferior and multidirectional instability of the shoulder: etiology, recognition, and treatment. Instr Course Lect 1985;34:232–238

Noyes FR, Grood E, Torzilli PA. Current concepts review. The definition of terms for motion and position of the knee and injuries of the ligaments. J Bone Joint Surg Am 1989;71:465–472

O'Brien SJ, Pagnani MJ, Fealy S, McGlynn SR, Wilson JB. The active compression test: a new and effective test for diagnosing labral tears and acromioclavicular joint abnormality. Am J Sports Med 1998;26(5):610–613

Ortolani M. Un segno poco noto es sua importanza per la diagnosi precoce de prelussazione congenital dell'anca. Pediatria (Napoli) 1937;46:129–134

Phalen GS. The carpal-tunnel syndrome. Seventeen years' experience in diagnosis and treatment of six hundred fifty-four hands. J Bone Joint Surg Am 1966;48(2):211–228

Scheuermann HW. The classic: kyphosis dorsalis juvenilis. Clin Orthop Relat Res 1977; (128):5–7

Shelbourne KD, Benedict F, McCarroll JR, Rettig AC. Dynamic posterior shift test. An adjuvant in evaluation of posterior tibial subluxation. Am J Sports Med 1989;17(2):275–277

Slocum DB, Larson RL. Rotatory instability of the knee. Its pathogenesis and a clinical test to demonstrate its presence. J Bone Joint Surg Am 1968;50(2):211–225

Walch G, Boulahia A, Calderone S, Robinson AH. The 'dropping' and 'hornblower's' signs in evaluation of rotator-cuff tears. J Bone Joint Surg Br 1998;80(4):624–628

Watson HK, Ashmead D 4th, Makhlouf MV. Examination of the scaphoid. J Hand Surg Am 1988;13(5):657–660

Wilhelm K. Compression syndromes of the ulnar nerve and median nerve in the area of the hand. [Article in German.] Orthopade 1987;16(6):465–471

Yergason RM. Supination sign. J Bone Joint Surg 1931;13:160

脊柱

Andersson GBJ, Deyo RA. History and physical examination in patients with herniated lumbar discs. Spine 1996; 21(24, Suppl)10S–18S

Barker S, Kesson M, Ashmore J, Turner G, Conway J, Stevens D. Professional issue. Guidance for pre-manipulative testing of the cervical spine. Man Ther 2000;5(1):37–40

Bland JH. Disorders of the Cervical Spine. Philadelphia: Saunders Co; 1994

Borge JA, Leboeuf-Yde C, Lothe J. Prognostic values of physical examination findings in patients with chronic low back pain treated conservatively: a systematic literature review. J Manipulative Physiol Ther 2001;24(4):292–295

Cameron DM, Bohannon RW, Owen SV. Influence of hip position on measurements of the straight leg raise test. J Orthop Sports Phys Ther 1994;19(3):168–172

Childs JD. One on one: the impact of the Valsalva maneuver during resistance exercise. Strength Condit J 1999;21:54–55

Christodoulides AN. Ipsilateral sciatica on femoral nerve stretch test is pathognomonic of an L4/5 disc protrusion. J Bone Joint Surg Br 1989;71(1):88–89

Devereaux MW. Neck and low back pain. Med Clin North Am 2003;87(3):643–662

Devillé WL, van der Windt DA, Dzaferagić A, Bezemer PD, Bouter LM. The test of Lasègue: systematic review of the accuracy in diagnosing herniated discs. Spine 2000;25(9):1140–1147

Dobbs AC. Evaluation of instabilities of the lumbar spine. Orthop Phys Ther Clin N Am 1999;8:387–400

Dreyfuss P, Michaelsen M, Pauza K, McLarty J, Bogduk N. The value of medical history and physical examination in diagnosing sacroiliac joint pain. Spine 1996;21(22):2594–2602

Dvořák J. Neurophysiologic tests in diagnosis of nerve root compression caused by disc herniation. Spine 1996;21(24, Suppl):39S–44S

Dvorak J, Antinnes JA, Panjabi M, Loustalot D, Bonomo M. Age and gender related normal motion of the cervical spine. Spine 1992;17(10, Suppl):S393–S398

Dyck P. The femoral nerve traction test with lumbar disc protrusions. Surg Neurol 1976;6(3):163–166

Elvey RL. The investigation of arm pain. In: Boyling JD, Palastanga N, eds. Grieve's Modern Manual Therapy: The Vertebral Column. 2nd ed. Edinburgh: Churchill Livingstone; 1994

Evans R, ed. Cervical spine. In: Evans R, ed. Illustrated Orthopaedic Physical Assessment. 2nd ed. St. Louis: CV Mosby; 2001

Fast A, Parikh S, Marin EL. The shoulder abduction relief sign in cervical radiculopathy. Arch Phys Med Rehabil 1989;70(5):402–403

Ginsburg GM, Bassett GS. Back pain in children and adolescents: evaluation and differential diagnosis. J Am Acad Orthop Surg 1997;5(2):67–78

Hall TM, Elvey RL. Nerve trunk pain: physical diagnosis and treatment. Man Ther 1999;4(2):63–73

Hoover CF. A new sign for the detection of malingering and functional paresis of the lower extremities. JAMA 1908;51:746–747

Hourigan CL, Bassett JM. Facet syndrome: clinical signs, symptoms, diagnosis, and treatment. J Manipulative Physiol Ther 1989;12(4):293–297

Johnson EK, Chiarello CM. The slump test: the effects of head and lower extremity position on knee extension. J Orthop Sports Phys Ther 1997;26(6):310–317

Jönsson B, Strömqvist B. The straight leg raising test and the severity of symptoms in lumbar disc herniation. A preoperative evaluation. Spine 1995;20(1):27–30

Kleinrensink GJ, Stoeckart R, Mulder PG, et al. Upper limb tension tests as tools in the diagnosis of nerve and plexus lesions. Anatomical and biomechanical aspects. Clin Biomech (Bristol, Avon) 2000;15(1):9–14

Koehler PJ, Okun MS. Important observations prior to the description of the Hoover sign. Neurology 2004;63(9):1693–1697

Krämer J. Intervertebral Disk Diseases. 3rd ed. Stuttgart: Thieme; 2009

Laslett M, Young SB, Aprill CN, McDonald B. Diagnosing painful sacroiliac joints: a validity study of a McKenzie evaluation and sacroiliac provocation tests. Aust J Physiother 2003;49(2):89–97

Lee DG. Rotational instability of the mid-thoracic spine: assessment and management. Man Ther 1996;1(5):234–241

Lew PC, Briggs CA. Relationship between the cervical component of the slump test and change in hamstring muscle tension. Man Ther 1997;2(2):98–105

Maitland GD. The slump test: examination and treatment. Aust J Physiother 1985;31(6):215–219

Malanga GA, Landes P, Nadler SF. Provocative tests in cervical spine examination: historical basis and scientific analyses. Pain Physician 2003;6(2):199–205

Mitchell J, Keene D, Dyson C, Harvey L, Pruvey C, Phillips R. Is cervical spine rotation, as used in the standard vertebrobasilar insufficiency test, associated with a measureable change in intracranial vertebral artery blood flow? Man Ther 2004;9(4):220–227

Nilsson N, Hartvigsen J, Christensen HW. Normal ranges of passive cervical motion for women and men 20–60 years old. J Manipulative Physiol Ther 1996;19(5):306–309

Perret C, Poiraudeau S, Fermanian J, Colau MM, Benhamou MA, Revel M. Validity, reliability, and responsiveness of the fingertip-to-floor test. Arch Phys Med Rehabil 2001;82(11):1566–1570

Rubinstein SM, Pool JJ, van Tulder MW, Riphagen II, de Vet HC. A systematic review of the diagnostic accuracy of provocative tests of the neck for diagnosing cervical radiculopathy. Eur Spine J 2007;16(3):307–319

Sandmark H, Nisell R. Validity of five common manual neck pain provoking tests. Scand J Rehabil Med 1995;27(3):131–136

Shacklock MO. Positive upper limb tension test in a case of surgically proven neuropathy: analysis and validity. Man Ther 1996;1(3):154–161

Shah KC, Rajshekhar V. Reliability of diagnosis of soft cervical disc prolapse using Spurling's test. Br J Neurosurg 2004;18(5):480–483

Spurling RG, Scoville WB. Lateral rupture of the cervical intervertebral discs: a common cause of shoulder and arm pain. Surg Gynecol Obstet 1944;78:350–358

Sullivan MS, Shoaf LD, Riddle DL. The relationship of lumbar flexion to disability in patients with low back pain. Phys Ther 2000;80(3):240–250

Supik LF, Broom MJ. Sciatic tension signs and lumbar disc herniation. Spine 1994;19(9):1066–1069

Thomas KE, Hasbun R, Jekel J, Quagliarello VJ. The diagnostic accuracy of Kernig's sign, Brudzinski's sign, and nuchal rigidity in adults with suspected meningitis. Clin Infect Dis 2002;35(1):46–52

Tong HC, Haig AJ, Yamakawa K. The Spurling test and cervical radiculopathy. Spine 2002;27(2):156–159

Torg JS, Ramsey-Emrhein JA. Cervical spine and brachial plexus injuries: return-to-play recommendations. Phys Sportsmed 1997;25(7):61–88

Walsh MJ. Evaluation of orthopedic testing of the low back for nonspecific lower back pain. J Manipulative Physiol Ther 1998;21(4):232–236

Wartenberg R. The signs of Brudzinski and of Kernig. J Pediatr 1950;37(4):679–684

White MA, Pape KE. The slump test. Am J Occup Ther 1992;46(3):271–274

Worth DR. Movements of the head and neck. In: Boyling JD, Palastanga N, eds. Grieve's Manual Therapy: The Vertebral Column. 2nd ed. Edinburgh: Churchill Livingstone; 1994

Youdas JW, Garrett TR, Suman VJ, Bogard CL, Hallman HO, Carey JR. Normal range of motion of the cervical spine: an initial goniometric study. Phys Ther 1992;72(11):770–780

Young S, Aprill C. Characteristics of a mechanical assessment for chronic lumbar facet joint pain. J Manual Manip Ther 2000;8:78–84

Young S, Aprill C, Laslett M. Correlation of clinical examination characteristics with three sources of chronic low back pain. Spine J 2003;3(6):460–465

Zaina C, Grant R, Johnson C, Dansie B, Taylor J, Spyropolous P. The effect of cervical rotation on blood flow in the contralateral vertebral artery. Man Ther 2003;8(2):103–109

Zito G, Jull G, Story I. Clinical tests of musculoskeletal dysfunction in the diagnosis of cervicogenic headache. Man Ther 2006;11(2):118–129

肩关节

Andrews JR, Gillogly P. Physical examination of the shoulder in throwing athletes. In: Zairns B, Andrews J, Carson W, eds. Injuries to the Throwing Arms. Philadelphia: Saunders; 1985:51–65

Bahk M, Keyurapan E, Tasaki A, Sauers EL, McFarland EG. Laxity testing of the shoulder: a review. Am J Sports Med 2007;35(1):131–144

Ballmer FT, Lambert SM, Hertel R. Napoleon's sign: a test to assess subscapularis function. J Shoulder Elbow Surg 1997;6(2):193

Barth JRH, Burkhart SS, De Beer JF. The bear-hug test: a new and sensitive test for diagnosing a subscapularis tear. Arthroscopy 2006;22(10):1076–1084

Bartsch M, Greiner S, Haas NP, Scheibel M. Diagnostic values of clinical tests for subscapularis lesions. Knee Surg Sports Traumatol Arthrosc 2010;18(12):1712–1717

Berg EE, Ciullo JV. A clinical test for superior glenoid labral or 'SLAP' lesions. Clin J Sport Med 1998;8:121–123

Blonna D, Cecchetti S, Tellini A, et al. Contribution of the supraspinatus to the external rotator lag sign: kinematic and electromyographic pattern in an in vivo model. J Shoulder Elbow Surg 2010;19(3):392–398

Caliş M, Akgün K, Birtane M, Karacan I, Caliş H, Tüzün F. Diagnostic values of clinical diagnostic tests in subacromial impingement syndrome. Ann Rheum Dis 2000;59(1):44–47

Castoldi F, Blonna D, Hertel R. External rotation lag sign revisited: accuracy for diagnosis of full thickness supraspinatus tear. J Shoulder Elbow Surg 2009;18(4):529–534

Chao S, Thomas S, Yucha D, Kelly JD IV, Driban J, Swanik K. An electromyographic assessment of the "bear hug": an examination for the evaluation of the subscapularis muscle. Arthroscopy 2008;24(11):1265–1270

Chronopoulos E, Kim TK, Park HB, Ashenbrenner D, McFarland EG. Diagnostic value of physical tests for isolated chronic acromioclavicular lesions. Am J Sports Med 2004;32(3):655–661

Codman EA. The Shoulder: Ruptures of the Supraspinatus Tendon and Other Lesions in or About the Subacromial Bursa. Malabar FL: Krieger; 1934:146–155

De Wilde L, Plasschaert F, Berghs B, Van Hoecke M, Verstraete K, Verdonk R. Quantified measurement of subacromial impingement. J Shoulder Elbow Surg 2003;12(4):346–349

Emery RJ, Mullaji AB. Glenohumeral joint instability in normal adolescents. Incidence and significance. J Bone Joint Surg Br 1991;73(3):406–408

Gagey OJ, Gagey N. The hyperabduction test. J Bone Joint Surg Br 2001;83(1):69–74

Gerber C, Ganz R. Clinical assessment of instability of the shoulder. With special reference to anterior and posterior drawer tests. J Bone Joint Surg Br 1984;66(4):551–556

Gross ML, Distefano MC. Anterior release test. A new test for occult shoulder instability. Clin Orthop Relat Res 1997; (339):105–108

Guanche CA, Jones DC. Clinical testing for tears of the glenoid labrum. Arthroscopy 2003;19(5):517–523

Hawkins RJ, Bokor DJ. Clinical evaluation of shoulder problems. In: Rockwood CA, Matsen FA III, eds. The Shoulder. Vol 1. Philadelphia: Saunders; 1990:149–177

Hawkins RJ, Desmond JB. Clinical evaluation of shoulder problems. In: Rockwood CA, Matsen FA, eds. The Shoulder. 2nd ed. Philadelphia: Saunders; 1998:189

Hawkins RJ, Kennedy JC. Impingement syndrome in athletes. Am J Sports Med 1980;8(3):151–158

Hertel R, Ballmer FT, Lombert SM, Gerber C. Lag signs in the diagnosis of rotator cuff rupture. J Shoulder Elbow Surg 1996;5(4):307–313

Hurschler C, Wülker N, Windhagen H, Hellmers N, Plumhoff P. Evaluation of the lag sign tests for external rotator function of the shoulder. J Shoulder Elbow Surg 2004;13(3):298–304

Ide M, Ide J, Yamaga M, Takagi K. Symptoms and signs of irritation of the brachial plexus in whiplash injuries. J Bone Joint Surg Br 2001;83(2):226–229

Jobe FW, Jobe CM. Painful athletic injuries of the shoulder. Clin Orthop Relat Res 1983; (173):117–124

Kelly JJ. Neurological problems in the athlete's shoulder. In: Pettrone FA, ed. Athletic Injuries of the Shoulder. New York: McGraw-Hill; 1995

Kibler WB. Specificity and sensitivity of the anterior slide test in throwing athletes with superior glenoid labral tears. Arthroscopy 1995;11(3):296–300

Kibler WB. The role of the scapula in athletic shoulder function. Am J Sports Med 1998;26(2):325–337 Review

Kibler WB, McMullen J. Scapular dyskinesis and its relation to shoulder pain. J Am Acad Orthop Surg 2003;11(2):142–151

Kibler WB, Sciascia A. Current concepts: scapular dyskinesis. Br J Sports Med 2010;44(5):300–305

Kim SH, Park JC, Park JS, Oh I. Painful jerk test: a predictor of success in nonoperative treatment of posteroinferior instability of the shoulder. Am J Sports Med 2004;32(8):1849–1855

Kirkley A, Litchfield RB, Jackowski DM, Lo IK. The use of the impingement test as a predictor of outcome following subacromial decompression for rotator cuff tendinosis. Arthroscopy 2002;18(1):8–15

Kirkley A, Nonweiler B, Lo IKY, Woolfrey M. Validation of the apprehension relocation and surprise tests in the diagnosis of anterior shoulder instability. J Bone Joint Surg Br

1997;79B:75

Kölbel R. A modification of the relocation test: arthroscopic findings associated with a positive test. J Shoulder Elbow Surg 2001;10(5):497–498

Koslow PA, Prosser LA, Strony GA, Suchecki SL, Mattingly GE. Specificity of the lateral scapular slide test in asymptomatic competitive athletes. J Orthop Sports Phys Ther 2003;33(6):331–336

Limb D. How I examine the shoulder: a guide from the expert. Curr Orthop 2000;14:435–440

Lo IK, Nonweiler B, Woolfrey M, Litchfield R, Kirkley A. An evaluation of the apprehension, relocation, and surprise tests for anterior shoulder instability. Am J Sports Med 2004;32(2):301–307

Ludington NA. Rupture of the long head of the biceps flexor cubiti muscle. Ann Surg 1923;77(3):358–363

MacDonald PB, Clark P, Sutherland K. An analysis of the diagnostic accuracy of the Hawkins and Neer subacromial impingement signs. J Shoulder Elbow Surg 2000;9(4):299–301

McFarland EG, Kim TK, Savino RM. Clinical assessment of three common tests for superior labral anterior-posterior lesions. Am J Sports Med 2002;30(6):810–815

Meister K, Buckley B, Batts J. The posterior impingement sign: diagnosis of rotator cuff and posterior labral tears secondary to internal impingement in overhand athletes. Am J Orthop 2004;33(8):412–415

Mimori K, Muneta T, Nakagawa T, Shinomiya K. A new pain provocation test for superior labral tears of the shoulder. Am J Sports Med 1999;27(2):137–142

Neer CS II. Anterior acromioplasty for the chronic impingement syndrome in the shoulder: a preliminary report. J Bone Joint Surg Am 1972;54(1):41–50

Neer CS II. Involuntary inferior and multidirectional instability of the shoulder: etiology, recognition, and treatment. Instr Course Lect 1985;34:232–238

O'Brien SJ, Pagnani MJ, Fealy S, McGlynn SR, Wilson JB. The active compression test: a new and effective test for diagnosing labral tears and acromioclavicular joint abnormality. Am J Sports Med 1998;26(5):610–613

Park HB, Yokota A, Gill HS, El Rassi G, McFarland EG. Diagnostic accuracy of clinical tests for the different degrees of subacromial impingement syndrome. J Bone Joint Surg Am 2005;87(7):1446–1455

Plewa MC, Delinger M. The false-positive rate of thoracic outlet syndrome shoulder maneuvers in healthy subjects. Acad Emerg Med 1998;5(4):337–342

Rigsby R, Sitler M, Kelly JD. Subscapularis tendon integrity: an examination of shoulder index tests. J Athl Train 2010;45(4):404–406

Rockwood CA, Matsen FA. The Shoulder. Vol 1. 2nd ed. Philadelphia: Saunders; 1998

Rowe CR, Zarins B. Recurrent transient subluxation of the shoulder. J Bone Joint Surg Am 1981;63(6):863–872

Scheibel M, Magosch P, Pritsch M, Lichtenberg S, Habermeyer P. The belly-off sign: a new clinical diagnostic sign for subscapularis lesions. Arthroscopy 2005;21(10):1229–1235

Stetson WB, Templin K. The crank test, the O'Brien test, and routine magnetic resonance imaging scans in the diagnosis of labral tears. Am J Sports Med 2002;30(6):806–809

Tzannes A, Paxinos A, Callanan M, Murrell GA. An assessment of the interexaminer reliability of tests for shoulder instability. J Shoulder Elbow Surg 2004;13(1):18–23

Valadie AL III, Jobe CM, Pink MM, Ekman EF, Jobe FW. Anatomy of provocative tests for impingement syndrome of the shoulder. J Shoulder Elbow Surg 2000;9(1):36–46

Walch G, Boulahia A, Calderone S, Robinson AHN. The 'dropping' and 'hornblower's' signs in evaluation of rotator-cuff tears. J Bone Joint Surg Br 1998;80(4):624–628

Yergason RM. Supination sign. J Bone Joint Surg. 1931;13:160

Zaslav KR. Internal rotation resistance strength test: a new diagnostic test to differentiate intra-articular pathology from outlet (Neer) impingement syndrome in the shoulder. J Shoulder Elbow Surg 2001;10(1):23–27

肘关节

Alfonso MI, Dzwierzynski W. Hoffman-Tinel sign. The realities. Phys Med Rehabil Clin N Am 1998;9(4):721–736, v

Anderson TE. Anatomy and physical examination of the elbow. In: Nicholas JA, Hershmann EB, eds. The Upper Extremity in Sports Medicine. St. Louis: CV Mosby; 1990

Andrews JR, Wilk KE, Satterwhite YE, Tedder JL. Physical examination of the thrower's elbow. J Orthop Sports Phys Ther 1993;17(6):296–304

Benjamin SJ, Williams DA, Kalbfleisch JH, Gorman PW, Panus PC. Normalized forces and active range of motion in unilateral radial epicondylalgia (tennis elbow). J Orthop Sports Phys Ther 1999;29(11):668–676

Buehler MJ, Thayer DT. The elbow flexion test. A clinical test for the cubital tunnel syndrome. Clin Orthop Relat Res 1988; (233):213–216

Byrd JW. Evaluation of the hip: history and physical examination. N Am J Sports Phys Ther 2007;2(4):231–240

Cohen MS, Hastings H II. Rotatory instability of the elbow. The anatomy and role of the lateral stabilizers. J Bone Joint Surg Am 1997;79(2):225–233

Gruebel-Lee DM. Disorders of the Hip. Philadelphia: J.B. Lippincott; 1983

Hannouche D, Bégué T. Functional anatomy of the lateral collateral ligament complex of the elbow. Surg Radiol Anat 1999;21(3):187–191

Jobe FW, Nuber G. Throwing injuries of the elbow. Clin Sports Med 1986;5(4):621–636

Kalb K, Gruber P, Landsleitner B. Compression syndrome of the radial nerve in the area of the supinator groove. Experiences with 110 patients. [Article in German.] Handchir Mikrochir Plast Chir 1999;31(5):303–310

Landi A, Copeland S. Value of the Tinel sign in brachial plexus lesions. Ann R Coll Surg Engl 1979;61(6):470–471

Leach RE, Miller JK. Lateral and medial epicondylitis of the elbow. Clin Sports Med 1987;6(2):259–272

Lee ML, Rosenwasser MP. Chronic elbow instability. Orthop Clin North Am 1999;30(1):81–89

Leibold MR, Huijbregts PA, Jensen R. Concurrent criterion-related validity of physical examination tests for hip labral lesions: a systematic review. J Manual Manip Ther 2008;16(2):E24–E41

London JT. Kinematics of the elbow. J Bone Joint Surg Am 1981;63(4):529–535

MacDermid JC, Michlovitz SL. Examination of the elbow: linking diagnosis, prognosis, and outcomes as a framework for maximizing therapy interventions. J Hand Ther 2006;19(2):82–97

Martin HD, Kelly BT, Leunig M, et al. The pattern and technique in the clinical evaluation of the adult hip: the common physical examination tests of hip specialists. Arthroscopy 2010;26(2):161–172

Martin RL, Sekiya JK. The interrater reliability of 4 clinical tests used to assess individuals with musculoskeletal hip pain. J Orthop Sports Phys Ther 2008;38(2):71–77

McCall BR, Cain EL Jr. Diagnosis, treatment, and rehabilitation of the thrower's elbow. Curr Sports Med Rep 2005;4(5):249–254

McPherson SA, Meals RA. Cubital tunnel syndrome. Orthop Clin North Am 1992;23(1):111–123

Mehta JA, Bain GI. Posterolateral rotatory instability of the elbow. J Am Acad Orthop Surg 2004;12(6):405–415

Morrey BF. Acute and chronic instability of the elbow. J Am Acad Orthop Surg 1996;4(3):117–128

Novak CB, Lee GW, Mackinnon SE, Lay L. Provocative testing for cubital tunnel syndrome. J Hand Surg Am 1994;19(5):817–820

O'Driscoll SW, Bell DF, Morrey BF. Posterolateral rotatory instability of the elbow. J Bone Joint Surg Am 1991;73(3):440–446

O'Driscoll SW. Classification and evaluation of recurrent instability of the elbow. Clin Orthop Relat Res 2000; (370):34–43

O'Driscoll SW, Lawton RL, Smith AM. The "moving valgus stress test" for medial collateral ligament tears of the elbow. Am J Sports Med 2005;33(2):231–239

Phalen GS. The carpal-tunnel syndrome. Clinical evaluation of 598 hands. Clin Orthop Relat Res 1972;83(83):29–40

Plancher KD, Halbrecht J, Lourie GM. Medial and lateral epicondylitis in the athlete. Clin Sports Med 1996;15(2):283–305

Rayan GM, Jensen C, Duke J. Elbow flexion test in the normal population. J Hand Surg Am 1992;17(1):86–89

Samora JB, Ng VY, Ellis TJ. Femoroacetabular impingement: a common cause of hip pain in young adults. Clin J Sport Med 2011;21(1):51–56

Thériault G, Lachance P. Golf injuries. An overview. Sports Med 1998;26(1):43–57

Yocum LA. The diagnosis and nonoperative treatment of elbow problems in the athlete. Clin Sports Med 1989;8(3):439–451

腕关节、手和手指

Bechtol CO. Grip test; the use of a dynamometer with adjustable handle spacings. J Bone Joint Surg Am 1954;36-A(4):820–824, passim

Bednar JM, Osterman AL. Carpal instability: evaluation and treatment. J Am Acad Orthop Surg 1993;1(1):10–17

Bickert B, Sauerbier M, Germann G. Clinical examination of the injured wrist. [Article in German.] Zentralbl Chir 1997;122(11):1010–1015

Bozek M, Gaździk TS. The value of clinical examination in the diagnosis of carpal tunnel syndrome. Ortop Traumatol Rehabil 2001;3(3):357–360

Brüske J, Bednarski M, Grzelec H, Zyluk A. The usefulness of the Phalen test and the Hoffmann-Tinel sign in the diagnosis of carpal tunnel syndrome. Acta Orthop Belg 2002;68(2):141–145

Buch-Jaeger N, Foucher G. Correlation of clinical signs with nerve conduction tests in the diagnosis of carpal tunnel syndrome. J Hand Surg [Br] 1994;19(6):720–724

Bunnell P. Opposition of the thumb. J Bone Joint Surg 1938;20:269–284

Burke FD. Carpal tunnel syndrome: reconciling "demand management" with clinical need. J Hand Surg 2000;25(2):121–127

Campbell DA. How I examine the wrist. Curr Orthop 2001;14:342–346

Finkelstein H. Stenosing tendovaginitis at the radial styloid process. J Bone Joint Surg 1930;12:509

Forman TA, Forman SK, Rose NE. A clinical approach to diagnosing wrist pain. Am Fam

Physician 2005;72(9):1753–1758

Gelberman RH, Blasingame JP. The timed Allen test. J Trauma 1981;21(6):477–479

Gelberman RH, Eaton R, Urbaniak JR. Peripheral nerve compression. J Bone Joint Surg Am 1993;75:1854–1878

Gelmers HJ. The significance of Tinel's sign in the diagnosis of carpal tunnel syndrome. Acta Neurochir (Wien) 1979;49(3-4):255–258

Gunnarsson LG, Amilon A, Hellstrand P, Leissner P, Philipson L. The diagnosis of carpal tunnel syndrome. Sensitivity and specificity of some clinical and electrophysiological tests. J Hand Surg [Br] 1997;22(1):34–37

Henderson WR. Clinical assessment of peripheral nerve injuries; Tinel's test. Lancet 1948;2(6534):801–805

Hoffmann P, Buck-Gramcko D, Lubahn JD. The Hoffmann-Tinel sign. 1915. J Hand Surg [Br] 1993;18(6):800–805

Hwang JJ, Goldfarb CA, Gelberman RH, Boyer MI. The effect of dorsal carpal ganglion excision on the scaphoid shift test. J Hand Surg [Br] 1999;24(1):106–108

Johnson RP, Carrera GF. Chronic capitolunate instability. J Bone Joint Surg Am 1986;68(8):1164–1176

Kanaan N, Sawaya RA. Carpal tunnel syndrome: modern diagnostic and management techniques. Br J Gen Pract 2001;51(465):311–314

Kuhlman KA, Hennessey WJ. Sensitivity and specificity of carpal tunnel syndrome signs. Am J Phys Med Rehabil 1997;76(6):451–457

Lane LB. The scaphoid shift test. J Hand Surg Am 1993;18(2):366–368

LaStayo P, Howell J. Clinical provocative tests used in evaluating wrist pain: a descriptive study. J Hand Ther 1995;8(1):10–17

Mathiowetz V, Weber K, Volland G, Kashman N. Reliability and validity of grip and pinch strength evaluations. J Hand Surg Am 1984;9(2):222–226

McConnell EA. Performing Allen's test. Nursing 1997;27(11):26

Mondelli M, Passero S, Giannini F. Provocative tests in different stages of carpal tunnel syndrome. Clin Neurol Neurosurg 2001;103(3):178–183

Murtagh J. De Quervain's tenosynovitis and Finkelstein's test. Aust Fam Physician 1989;18(12):1552

Nagle DJ. Evaluation of chronic wrist pain. J Am Acad Orthop Surg 2000;8(1):45–55

Nichols CM, Cheng C. Update on the evaluation of wrist pain. Mo Med 2006;103(3):293–296

Phalen GS. The carpal-tunnel syndrome. Seventeen years' experience in diagnosis and treatment of six hundred fifty-four hands. J Bone Joint Surg Am 1966;48(2):211–228

Reagan DS, Linscheid RL, Dobyns JH. Lunotriquetral sprains. J Hand Surg Am 1984;9(4):502–514

Ruby LK. Carpal instability. J Bone Joint Surg Am 1995;77:476–487

Ruby LK, An KN, Linscheid RL, Cooney WP III, Chao EY. The effect of scapholunate ligament section on scapholunate motion. J Hand Surg Am 1987;12(5 Pt 1):767–771

Rush J. De Quervain's disease. Curr Orthop 2000;14:380–383

Schuett AM, Gieck J, McCue FC. Evaluation and treatment of injuries to the thumb and fingers. Orthop Phys Ther Clin N Am 1994;3:367–383

Shin AY, Battaglia MJ, Bishop AT. Lunotriquetral instability: diagnosis and treatment. J Am Acad Orthop Surg 2000;8(3):170–179

Skirven T. Clinical examination of the wrist. J Hand Ther 1996;9(2):96–107

Spinner M. Management of nerve compression lesions of the upper extremity. In: Omer GE, Spinner M, eds. Management of Peripheral Nerve Problems. Philadelphia: Saunders; 1980

Szabo RM, Slater RR Jr, Farver TB, Stanton DB, Sharman WK. The value of diagnostic testing in carpal tunnel syndrome. J Hand Surg Am 1999;24(4):704–714

Tetro AM, Evanoff BA, Hollstien SB, Gelberman RH. A new provocative test for carpal tunnel syndrome. Assessment of wrist flexion and nerve compression. J Bone Joint Surg Br 1998;80(3):493–498

Thompson CE, Stroud SD. Allen's test: a tool for diagnosing ulnar artery trauma. Nurse Pract 1984;9(12):13,16–17

Watson HK, Ashmead D 4th, Makhlouf MV. Examination of the scaphoid. J Hand Surg 1988;13(5):657–660

Wolfe SW, Gupta A, Crisco JJ III. Kinematics of the scaphoid shift test. J Hand Surg Am 1997;22(5):801–806

髋关节

Asayama I, Naito M, Fujisawa M, Kambe T. Relationship between radiographic measurements of reconstructed hip joint position and the Trendelenburg sign. J Arthroplasty 2002;17(6):747–751

Bartlett MD, Wolf LS, Shurtleff DB, Stahell LT. Hip flexion contractures: a comparison of measurement methods. Arch Phys Med Rehabil 1985;66(9):620–625

Beck M, Kalhor M, Leunig M, Ganz R. Hip morphology influences the pattern of damage to the acetabular cartilage: femoroacetabular impingement as a cause of early osteoarthritis of the hip. J Bone Joint Surg Br 2005;87(7):1012–1018

Brady RJ, Dean JB, Skinner TM, Gross MT. Limb length inequality: clinical implications for assessment and intervention. J Orthop Sports Phys Ther 2003;33(5):221–234

Broadhurst NA, Simmons DN, Bond MJ. Piriformis syndrome: Correlation of muscle morphology with symptoms and signs. Arch Phys Med Rehabil 2004;85(12):2036–2039

Dunn DM. Anteversion of the neck of the femur; a method of measurement. J Bone Joint Surg Br 1952;34-B(2):181–186

Eland DC, Singleton TN, Conaster RR, et al. The "iliacus test": new information for the evaluation of hip extension dysfunction. J Am Osteopath Assoc 2002;102(3):130–142

Fishman LM, Schaefer MP. The piriformis syndrome is underdiagnosed. Muscle Nerve 2003;28(5):646–649

Fitzgerald RH Jr. Acetabular labrum tears. Diagnosis and treatment. Clin Orthop Relat Res 1995; (311):60–68

Gabbe BJ, Bennell KL. Reliability of common lower extremity musculoskeletal screening tests. Phys Ther Sport 2004;5:90–97

Gajdosik RL, Sandler MM, Marr HL. Influence of knee positions and gender on the Ober test for length of the iliotibial band. Clin Biomech (Bristol, Avon) 2003;18(1):77–79

Gautam VK. Anand S. A new test for estimating iliotibial band contracture. Bone Joint Surg [Br] 1998;80(3):474–475

Hanada E, Kirby RL, Mitchell M, Swuste JM. Measuring leg-length discrepancy by the "iliac crest palpation and book correction" method: reliability and validity. Arch Phys Med Rehabil 2001;82(7):938–942

Harvey D. Assessment of the flexibility of elite athletes using the modified Thomas test. Br J Sports Med 1998;32(1):68–70

Klaue K, Durnin CW, Ganz R. The acetabular rim syndrome. A clinical presentation of dysplasia of the hip. J Bone Joint Surg Br 1991;73(3):423–429

Kubiak-Langer M, Tannast M, Murphy SB, Siebenrock KA, Langlotz F. Range of motion in anterior femoroacetabular impingement. Clin Orthop Relat Res 2007;458(458):117–124

Levin U, Nilsson-Wikmar L, Stenström CH, Lundeberg T. Reproducibility of manual pressure force on provocation of the sacroiliac joint. Physiother Res Int 1998;3(1):1–14

Margo K, Drezner J, Motzkin D. Evaluation and management of hip pain: an algorithmic approach. J Fam Pract 2003;52(8):607–617

Marks MC, Alexander J, Sutherland DH, Chambers HG. Clinical utility of the Duncan-Ely test for rectus femoris dysfunction during the swing phase of gait. Dev Med Child Neurol 2003;45(11):763–768

Martin RL, Enseki KR, Draovitch P, Trapuzzano T, Philippon MJ. Acetabular labral tears of the hip: examination and diagnostic challenges. J Orthop Sports Phys Ther 2006;36(7):503–515

Ober FR. The role of the iliotibial band and fascia lata as a factor in the causation of low-back disabilities and sciatica. J Bone Joint Surg Am 1936;18:105–110

Reynolds D, Lucas J, Klaue K. Retroversion of the acetabulum. A cause of hip pain. J Bone Joint Surg Br 1999;81(2):281–288

Ross MD, Nordeen MH, Barido M. Test-retest reliability of Patrick's hip range of motion test in healthy college-aged men. J Strength Cond Res 2003;17(1):156–161

Ruwe PA, Gage JR, Ozonoff MB, DeLuca PA. Clinical determination of femoral anteversion. A comparison with established techniques. J Bone Joint Surg Am 1992;74(6):820–830

Ryder CT, Crane L. Measuring femoral anteversion; the problem and a method. J Bone Joint Surg Am 1953;35-A(2):321–328

Scopp JM, Moorman CT III. The assessment of athletic hip injury. Clin Sports Med 2001;20(4):647–659

Stewart JD. The piriformis syndrome is overdiagnosed. Muscle Nerve 2003;28(5):644–646

Stone M, Ellis D. How I examine the hip. Curr Orthop 2000;14:262–266

Tönnis D, Heinecke A. Acetabular and femoral anteversion: relationship with osteoarthritis of the hip. J Bone Joint Surg Am 1999;81(12):1747–1770

Trendelenburg F. Trendelenburg's test: 1895. Clin Orthop Relat Res 1998; (355):3–7

van der Wurff P, Hagmeijer RH, Meyne W. Clinical tests of the sacroiliac joint. A systematic methodological review. Part 1: Reliability. Man Ther 2000;5(1):30–36

van der Wurff P, Meyne W, Hagmeijer RH. Clinical tests of the sacroiliac joint. Man Ther 2000;5(2):89–96

Vasudevan PN, Vaidyalingam KV, Nair PB. Can Trendelenburg's sign be positive if the hip is normal? J Bone Joint Surg Br 1997;79(3):462–466

膝关节

Anderson AF, Lipscomb AB. Clinical diagnosis of meniscal tears. Description of a new manipulative test. Am J Sports Med 1986;14(4):291–293

Anderson AF, Rennirt GW, Standeffer WC Jr. Clinical analysis of the pivot shift tests: description of the pivot drawer test. Am J Knee Surg 2000;13(1):19–23, discussion 23–24

Apley AG. The diagnosis of meniscus injuries; some new clinical methods. J Bone Joint Surg Am 1947;29(1):78–84

Bahk MS, Cosgarea AJ. Physical examination and imaging of the lateral collateral ligament and posterolateral corner of the knee. Sports Med Arthrosc Rev 2006;14(1):12–19

Biedert RM, Warnke K. Correlation between the Q angle and the patella position: a clinical and axial computed tomography evaluation. Arch Orthop Trauma Surg 2001;121(6):346–349

Bollen P. How I examine the knee. Curr Orthop 2000;14:189–192

Caylor D, Fites R, Worrell TW. The relationship between quadriceps angle and anterior knee pain syndrome. J Orthop Sports Phys Ther 1993;17(1):11–16

Cooperman JM, Riddle DL, Rothstein JM. Reliability and validity of judgments of the integrity of the anterior cruciate ligament of the knee using the Lachman's test. Phys Ther 1990;70:225–233

Dimon JH III. Apprehension test for subluxation of the patella. Clin Orthop Relat Res 1974; (103):39

Dupont JY, Bellier G. The jerk-test in external rotation in rupture of the anterior cruciate ligament. Description and significance. [Article in French.] Rev Chir Orthop Repar Appar Mot 1988;74(5):413–423

Eren OT. The accuracy of joint line tenderness by physical examination in the diagnosis of meniscal tears. Arthroscopy 2003;19(8):850–854

Evans PJ, Bell GD, Frank C. Prospective evaluation of the McMurray test. Am J Sports Med 1993;21(4):604–608

Fanelli GCF, Orcutt DR, Edson CJ. The multiple-ligament injured knee: evaluation, treatment, and results. Arthroscopy 2005;21(4):471–486

Fowler PJ, Lubliner JA. The predictive value of five clinical signs in the evaluation of meniscal pathology. Arthroscopy 1989;5(3):184–186

Fredericson M, Yoon K. Physical examination and patellofemoral pain syndrome. Am J Phys Med Rehabil 2006;85(3):234–243

Fulkerson JP. Diagnosis and treatment of patients with patellofemoral pain. Am J Sports Med 2002;30(3):447–456

Galway RD, Beaupre A, Macintosh DL. Pivot shift. J Bone Joint Surg Br 1972;54:763

Gose JC, Schweizer P. Iliotibial band tightness. J Orthop Sports Phys Ther 1989;10(10):399–407

Greene CC, Edwards TB, Wade MR, Carson EW. Reliability of the quadriceps angle measurement. Am J Knee Surg 2001;14(2):97–103

Grood ES, Noyes FR. Diagnosis of knee ligament injuries: Biomechanical precepts. In: Feagin JA, ed. The Crucial Ligaments. Diagnosis and Treatment of Ligamentous Injuries About the Knee. New York: Churchill Livingstone; 1988:245–260

Harrison BK, Abell BE, Gibson TW. The Thessaly test for detection of meniscal tears: validation of a new physical examination technique for primary care medicine. Clin J Sport Med 2009;19(1):9–12

Herrington L, Nester C. Q-angle undervalued? The relationship between Q-angle and medio-lateral position of the patella. Clin Biomech (Bristol, Avon) 2004;19(10):1070–1073

Hughston JC. The posterior cruciate ligament in knee joint stability. J Bone Joint Surg Am 1969;51:1045–1046

Hughston JC. The absent posterior drawer test in some acute posterior cruciate ligament tears of the knee. Am J Sports Med 1988;16(1):39–43

Hughston JC. Extensor mechanism examination. In: Fox JM, Del Pizzo W, eds. The Patellofemoral Joint. New York: McGraw Hill; 1993:63–74

Hughston JC, Andrews JR, Cross MJ, Moschi A. Classification of knee ligament instabilities. Part I: The medial compartment and cruciate ligaments. Part II: The lateral compartment. J Bone Joint Surg Am 1976;58:159–179

Hughston JC, Norwood LA Jr. The posterolateral drawer test and external rotational recurvatum test for posterolateral rotatory instability of the knee. Clin Orthop Relat Res 1980; (147):82–87

Hvid I, Andersen LI. The quadriceps angle and its relation to femoral torsion. Acta Orthop Scand 1982;53(4):577–579

Jakob RP, Hassler H, Stäubli HU. Observations on rotary instability of the lateral compartment of the knee. Acta Orthop Scand Suppl 1981;191:1–32

Jakob RP, Stäubli HU, Deland JT. Grading the pivot shift. Objective tests with implications for treatment. J Bone Joint Surg Br 1987;69:294–299

Jerosch J, Riemer S. How good are clinical investigative procedures for diagnosing meniscus lesions? [Article in German.] Sportverletz Sportschaden 2004;18(2):59–67

Johnson MW. Acute knee effusions: a systematic approach to diagnosis. Am Fam Physician 2000;61(8):2391–2400

Jonsson T, Althoff B, Peterson L, Renström P. Clinical diagnosis of ruptures of the anterior cruciate ligament: a comparative study of the Lachman test and the anterior drawer sign. Am J Sports Med 1982;10(2):100–102

Kannus P, Natri A, Paakkala T, Järvinen M. An outcome study of chronic patellofemoral pain syndrome. Seven-year follow-up of patients in a randomized, controlled trial. J Bone Joint Surg Am 1999;81(3):355–363

Kaplan EB. The iliotibial tract; clinical and morphological significance. J Bone Joint Surg Am 1958;40:817–832

Karachalios T, Hantes M, Zibis AH, Zachos V, Karantanas AH, Malizos KN. Diagnostic accuracy of a new clinical test (the Thessaly test) for early detection of meniscal tears. J Bone Joint Surg Am 2005;87(5):955–962

Kim SJ, Kim HK. Reliability of the anterior drawer test, the pivot shift test, and the Lachman test. Clin Orthop Relat Res 1995; (317):237–242

Konan S, Rayan F, Haddad FS. Do physical diagnostic tests accurately detect meniscal tears? Knee Surg Sports Traumatol Arthrosc 2009;17(7):806–811

König DP, Rütt J, Kumm D, Breidenbach E. Diagnosis of anterior knee instability. Comparison between the Lachman test, the KT-1,000 arthrometer and the ultrasound Lachman test. [Article in German.] Unfallchirurg 1998;101(3):209–213

Kumar AJ, Bickerstaff D. Posterolateral instability of the knee. Curr Orthop 2000;14:337–341

LaPrade RF, Wentorf F. Diagnosis and treatment of posterolateral knee injuries. Clin Orthop Relat Res 2002; (402):110–121

Lin YC, Davey RC, Cochrane T. Tests for physical function of the elderly with knee and hip osteoarthritis. Scand J Med Sci Sports 2001;11(5):280–286

Livingston LA. The accuracy of Q angle values. Clin Biomech (Bristol, Avon) 2002;17(4):322–323, author reply 323–324

Logan M, Williams A, Lavelle J, Gedroyc W, Freeman M. The effect of posterior cruciate ligament deficiency on knee kinematics. Am J Sports Med 2004;32(8):1915–1922

Loomer RL. A test for knee posterolateral rotatory instability. Clin Orthop Relat Res 1991; (264):235–238

Losee RE. Concepts of the pivot shift. Clin Orthop Relat Res 1983; (172):45–51

Malanga GA, Andrus S, Nadler SF, McLean J. Physical examination of the knee: a review of the original test description and scientific validity of common orthopedic tests. Arch Phys Med Rehabil 2003;84(4):592–603

Martens MA, Mulier JC. Anterior subluxation of the lateral tibial plateau. A new clinical test and the morbidity of this type of knee instability. Arch Orthop Trauma Surg 1981;98(2):109–111

Martens M, Libbrecht P, Burssens A. Surgical treatment of the iliotibial band friction syndrome. Am J Sports Med 1989;17(5):651–654

McMurray TP. The semilunar cartilages. Br J Surg 1942;29:407–414

Miller MD, Bergfeld JA, Fowler PJ, Harner CD, Noyes FR. The posterior cruciate ligament injured knee: principles of evaluation and treatment. Instr Course Lect 1999;48:199–207

Noble HB, Hajek MR, Porter M. Diagnosis and treatment of iliotibial band tightness in runners. Phys Sportsmed 1982;10:67–74

Noyes FR, Grood ES, Torzilli PA. Current concepts review. The definition of terms for motion and position of the knee and injuries of the ligaments. J Bone Joint Surg Am 1989;71:465–472

Olerud C, Berg P. The variation of the Q angle with different positions of the foot. Clin Orthop Relat Res 1984; (191):162–165

Orndorff DG, Hart JA, Miller MD. Physical examination of the knee. Curr Sports Med Rep 2005;4(5):243–248

Owens TC. Posteromedial pivot shift of the knee: a new test for rupture of the posterior cruciate ligament. A demonstration in six patients and a study of anatomical specimens. J Bone Joint Surg Am 1994;76(4):532–539

Quarles JD, Hosey RG. Medial and lateral collateral injuries: prognosis and treatment. Prim Care 2004;31(4):957–975, ix

Sandler DA. Homans' sign and medical education. Lancet 1985;2(8464):1130–1131

Scholten RJ, Devillé WL, Opstelten W, Bijl D, van der Plas CG, Bouter LM. The accuracy of physical diagnostic tests for assessing meniscal lesions of the knee: a meta-analysis. J Fam Pract 2001;50(11):938–944

Shelbourne KD, Benedict F, McCarroll JR, Rettig AC. Dynamic posterior shift test. An adjuvant in evaluation of posterior tibial subluxation. Am J Sports Med 1989;17(2):275–277

Shino K, Mitsuoka T, Horibe S, Hamada M, Nakata K, Nakamura N. The gravity sag view: a simple radiographic technique to show posterior laxity of the knee. Arthroscopy 2000;16(6):670–672

Slocum DB, James SL, Larson RL, Singer KM. Clinical test for anterolateral rotary instability of the knee. Clin Orthop Relat Res 1976; (118):63–69

Slocum DB, Larson RL. Rotatory instability of the knee. Its pathogenesis and a clinical test to demonstrate its presence. J Bone Joint Surg Am 1968;50(2):211–225

Soucacos PN, Papadopoulou M, Georgoulis A. The "Noulis" behind the Lachman test. Arthroscopy 1998;14(1):75–76

Stäubli HU, Jakob RP. Posterior instability of the knee near extension. A clinical and stress radiographic analysis of acute injuries of the posterior cruciate ligament. J Bone Joint Surg Br 1990;72(2):225–230

Strobel MJ, Weiler A, Schulz MS, Russe K, Eichhorn HJ. Fixed posterior subluxation in posterior cruciate ligament-deficient knees: diagnosis and treatment of a new clinical sign. Am J Sports Med 2002;30(1):32–38

Tegner Y, Lysholm J. Rating systems in the evaluation of knee ligament injuries. Clin Orthop Relat Res 1985;(198):43–49

Winslow J, Yoder E. Patellofemoral pain in female ballet dancers: correlation with iliotibial band tightness and tibial external rotation. J Orthop Sports Phys Ther 1995;22(1):18–21

足和踝关节

Alexander IJ. The Foot. Examination and Diagnosis. London: Churchill Livingstone; 1990

Alonso A, Khoury L, Adams R. Clinical tests for ankle syndesmosis injury: reliability and prediction of return to function. J Orthop Sports Phys Ther 1998;27(4):276–284

Bahr R, Pena F, Shine J, et al. Mechanics of the anterior drawer and talar tilt tests. A cadaveric study of lateral ligament injuries of the ankle. Acta Orthop Scand 1997;68(5):435–441

Bailie DS, Kelikian AS. Tarsal tunnel syndrome: diagnosis, surgical technique, and functional outcome. Foot Ankle Int 1998;19(2):65–72

Beumer A, Swierstra BA, Mulder PGH. Clinical diagnosis of syndesmotic ankle instability: evaluation of stress tests behind the curtains. Acta Orthop Scand 2002;73(6):667–669

Beumer A, van Hemert WL, Swierstra BA, Jasper LE, Belkoff SM. A biomechanical evaluation of clinical stress tests for syndesmotic ankle instability. Foot Ankle Int 2003;24(4):358–363

Bruns W, Maffulli N. Lower limb injuries in children in sports. Clin Sports Med 2000;19(4):637–662

Cloke DJ, Greiss ME. The digital nerve stretch test: A sensitive indicator of Morton's neuroma and neuritis. Foot Ankle Surg 2006;12:201–203

Gaebler C, Kukla C, Breitenseher MJ, et al. Diagnosis of lateral ankle ligament injuries. Comparison between talar tilt, MRI and operative findings in 112 athletes. Acta Orthop Scand 1997;68(3):286–290

Hamilton WG, Geppert MJ, Thompson FM. Pain in the posterior aspect of the ankle in dancers. Differential diagnosis and operative treatment. J Bone Joint Surg Am 1996;78(10):1491–1500

Hedrick MR, McBryde AM. Posterior ankle impingement. Foot Ankle Int 1994;15(1):2–8

Hopkinson WJ, St Pierre P, Ryan JB, Wheeler JH. Syndesmosis sprains of the ankle. Foot Ankle 1990;10(6):325–330

Jahss MH. Disorders of the Foot and Ankle. Philadelphia: Saunders; 1991

Kinoshita M, Okuda R, Morikawa J, Jotoku T, Abe M. The dorsiflexion-eversion test for diagnosis of tarsal tunnel syndrome. J Bone Joint Surg Am 2001;83-A(12):1835–1839

Kleiger B. Anterior tibiotalar impingement syndromes in dancers. Foot Ankle 1982;3(2):69–73

Klenerman L. How I examine the foot. Curr Orthop 2001;15:152–155

Lin CF, Gross ML, Weinhold P. Ankle syndesmosis injuries: anatomy, biomechanics, mechanism of injury, and clinical guidelines for diagnosis and intervention. J Orthop Sports Phys Ther 2006;36(6):372–384

Liu SH, Jason WJ. Lateral ankle sprains and instability problems. Clin Sports Med 1994;13(4):793–809

Liu W, Maitland ME, Nigg BM. The effect of axial load on the in vivo anterior drawer test of the ankle joint complex. Foot Ankle Int 2000;21(5):420–426

Mann RA, Coughlin MJ. Surgery of the Foot and Ankle. 6th ed. Vol 1. St. Louis: Mosby; 1995

Marotta JJ, Micheli LJ. Os trigonum impingement in dancers. Am J Sports Med 1992;20(5):533–536

Neale D, Adams IM. Common Foot Disorders. Edinburgh: Churchill Livingstone; 1989

Ray RG, Christensen JC, Gusman DN. Critical evaluation of anterior drawer measurement methods in the ankle. Clin Orthop Relat Res 1997;(334):215–224

Shookster L, Falke GI, Ducic I, Maloney CT Jr, Dellon AL. Fibromyalgia and Tinel's sign in the foot. J Am Podiatr Med Assoc 2004;94(4):400–403

Sizer PS Jr, Phelps V, Dedrick G, James R, Matthijs O. Diagnosis and management of the painful ankle/foot. Part 2: examination, interpretation, and management. Pain Pract 2003;3(4):343–374

Stamatis ED, Karabalis C. Interdigital neuromas: current state of the art—surgical. Foot Ankle Clin 2004;9(2):287–296

Thompson TC. A test for rupture of the tendo achillis. Acta Orthop Scand 1962;32:461–465

Tohyama H, Yasuda K, Ohkoshi Y, Beynnon BD, Renstrom PA. Anterior drawer test for acute anterior talofibular ligament injuries of the ankle. How much load should be applied during the test? Am J Sports Med 2003;31(2):226–232

Tol JL, van Dijk CN. Etiology of the anterior ankle impingement syndrome: a descriptive anatomical study. Foot Ankle Int 2004;25(6):382–386

Tol JL, Verhagen RA, Krips R, et al. The anterior ankle impingement syndrome: diagnostic value of oblique radiographs. Foot Ankle Int 2004;25(2):63–68

van Dijk CN. Anterior and posterior ankle impingement. Foot Ankle Clin 2006;11(3):663–683

van Dijk CN, Lim LS, Poortman A, Strübbe EH, Marti RK. Degenerative joint disease in female ballet dancers. Am J Sports Med 1995;23(3):295–300

van Dijk CN, Mol BWJ, Lim LS, Marti RK, Bossuyt PMM. Diagnosis of ligament rupture of the ankle joint. Physical examination, arthrography, stress radiography and sonography compared in 160 patients after inversion trauma. Acta Orthop Scand 1996;67(6):566–570

Young CC, Niedfeldt MW, Morris GA, Eerkes KJ. Clinical examination of the foot and ankle. Prim Care 2005;32(1):105–132

姿势缺陷

Fialka-Moser V, Uher EM, Lack W. Postural disorders in children and adolescents. [Article in German.] Wien Med Wochenschr 1994;144(24):577–592

Widhe T. Spine: posture, mobility and pain. A longitudinal study from childhood to adolescence. Eur Spine J 2001;10(2):118–123

静脉血栓形成

Allen EV, Brown GE. Raynaud's disease affecting men. Ann Intern Med 1932;5:1384–1386

Cranley JJ, Canos AJ, Sull WJ. The diagnosis of deep venous thrombosis. Fallibility of clinical symptoms and signs. Arch Surg 1976;111(1):34–36

Kim J, Richards S, Kent PJ. Clinical examination of varicose veins—a validation study. Ann R Coll Surg Engl 2000;82(3):171–175

May R. The Lowenberg test for early diagnosis of thrombosis. [Article in German.] Med Klin (Munich) 1955;50(45):1899–1900

McConnell EA. Performing Allen's test. Nursing 1997;27(11):26

Partsch H, Blättler W. Compression and walking versus bed rest in the treatment of proximal deep venous thrombosis with low molecular weight heparin. J Vasc Surg 2000;32(5):861–869

Stone MB, Price DD, Anderson BS. Ultrasonographic investigation of the effect of reverse Trendelenburg on the cross-sectional area of the femoral vein. J Emerg Med 2006;30(2):211–213

动脉闭塞性疾病和神经血管卡压综合征

Allen EV. Thromboangiitis obliterans: methods of diagnosis of chronic occlusive arterial lesions distal to the wrist with illustrative cases. Am J Med Sci 1929;178:237–244

Stober R. Thoracic outlet syndrome. [Article in German.] Schweiz Rundschau Med 1989;78(39):1063–1070

索 引